JN244878

グラフィック
リンパ浮腫診断

―医療・看護の現場で役立つケーススタディ―

［著］

横浜市立大学形成外科学主任教授

前川二郎

全日本病院出版会

はじめに

　医療の現場では，「適切な診断のないところに適切な治療なし」という言葉がある．適切な診断がなされていないのに適切な治療法は選択できない．例えば乳がんではがんである診断は比較的容易だが，進行度とがん細胞の特徴まで診断できないと，適切な治療法，手術，放射線療法，抗がん剤の適応が決まらない．リンパ浮腫も同様で，ここでいう診断とはリンパ機能障害の診断を意味する．リンパ浮腫の診断は臨床的に，あるいは身体的に比較的容易にできるが，リンパ機能障害の程度まで診断してはじめて治療方針が決まる．最近は診断方法が進歩し，特に画像によるリンパ機能の評価が可能となっている．リンパシンチグラフィ，インドシアニングリーン赤外線蛍光リンパ管造影，MRI，SPECT-CT リンパシンチグラフィなどがそれに当たる．

　本書では著者の経験を踏まえて現在のリンパ浮腫の診断と治療について述べるが，同時に様々な種類のリンパ浮腫とそれに類似した浮腫を画像診断という新たなリンパ浮腫診断検査によりアトラスという形で提示する．リンパ管機能の障害の程度や，原因により種々のリンパ浮腫があり，また，その診断に基づいて治療法が選択され，目指すゴールがみえてくる．特に，長期的なリンパ管静脈吻合術の成績が示され，外科手術により圧迫治療が不要になった症例もあり，これから様々な治療のエビデンスが得られ発展する分野だと思われる．

2019 年 2 月

横浜市立大学形成外科学主任教授　前川二郎

グラフィック リンパ浮腫診断
—医療・看護の現場で役立つケーススタディ—

CONTENTS

※本書におけるタイプと重症度はリンパシンチグラフィ画像を Maegawa 分類（p.4 参照）に応じて分類したものであり，臨床的な浮腫の重症度とは異なる場合がある.

タイプⅠ～Ⅱ：軽症　　タイプⅢ～Ⅳ：中等症　　タイプⅤ：重症

フローチャート目次

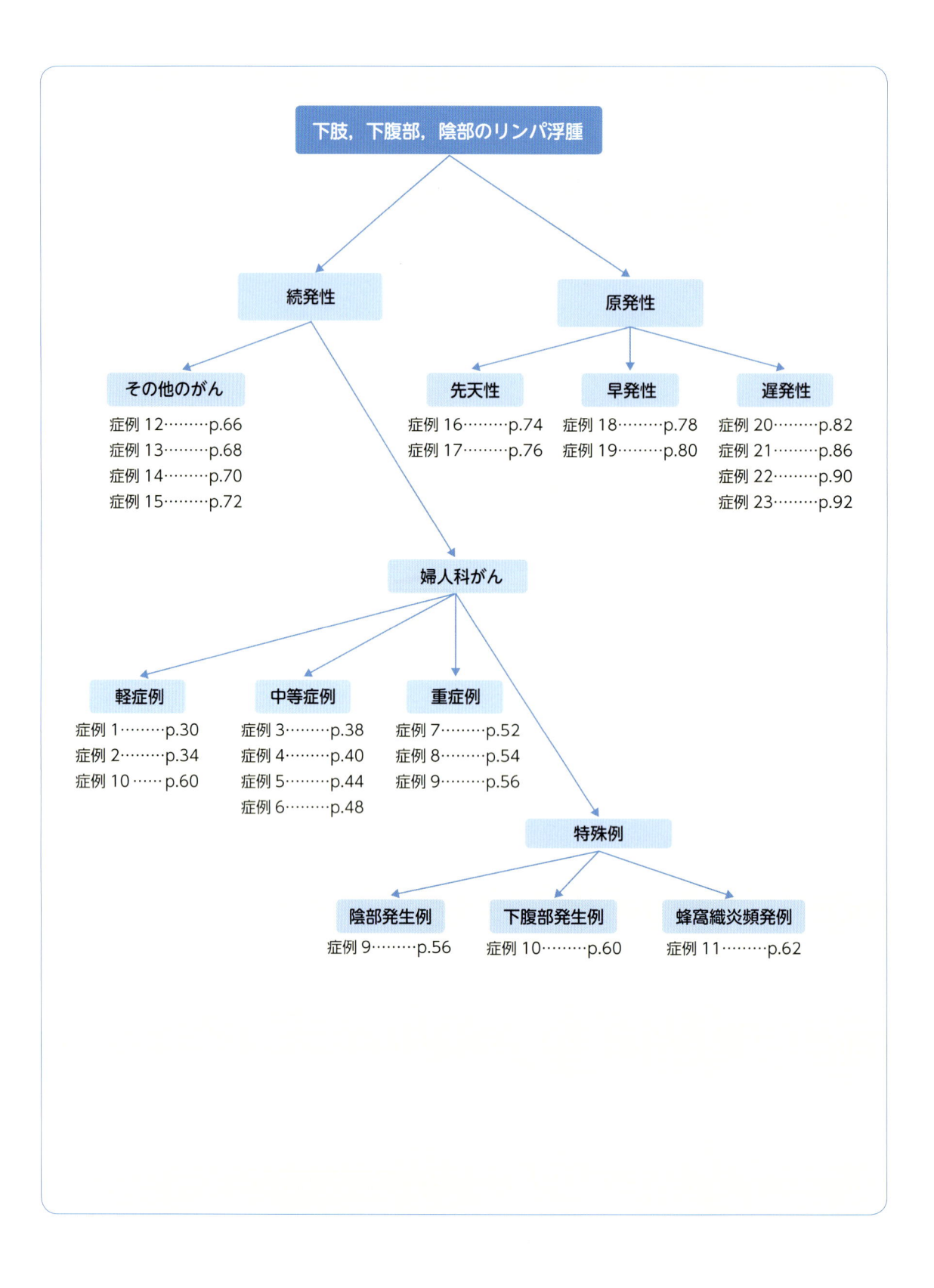

下肢，下腹部，陰部のリンパ浮腫

続発性

原発性

婦人科がん

特殊例

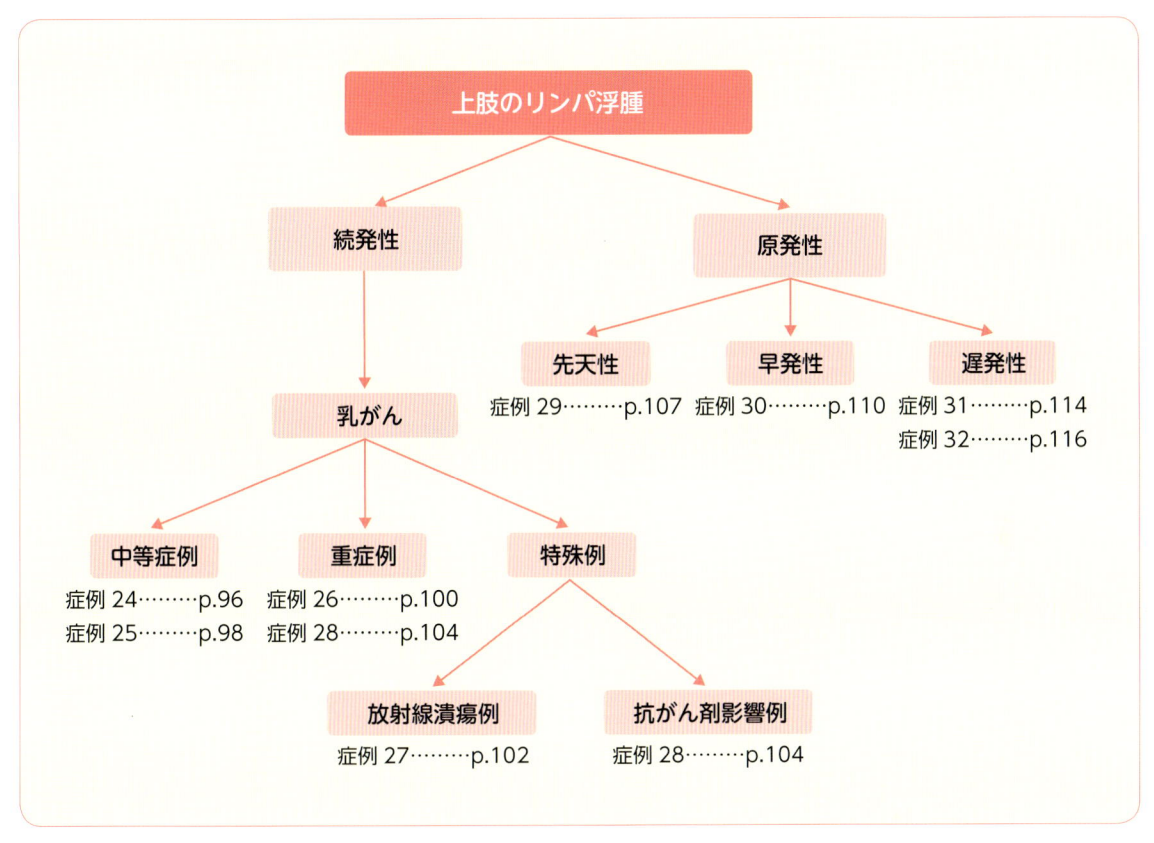

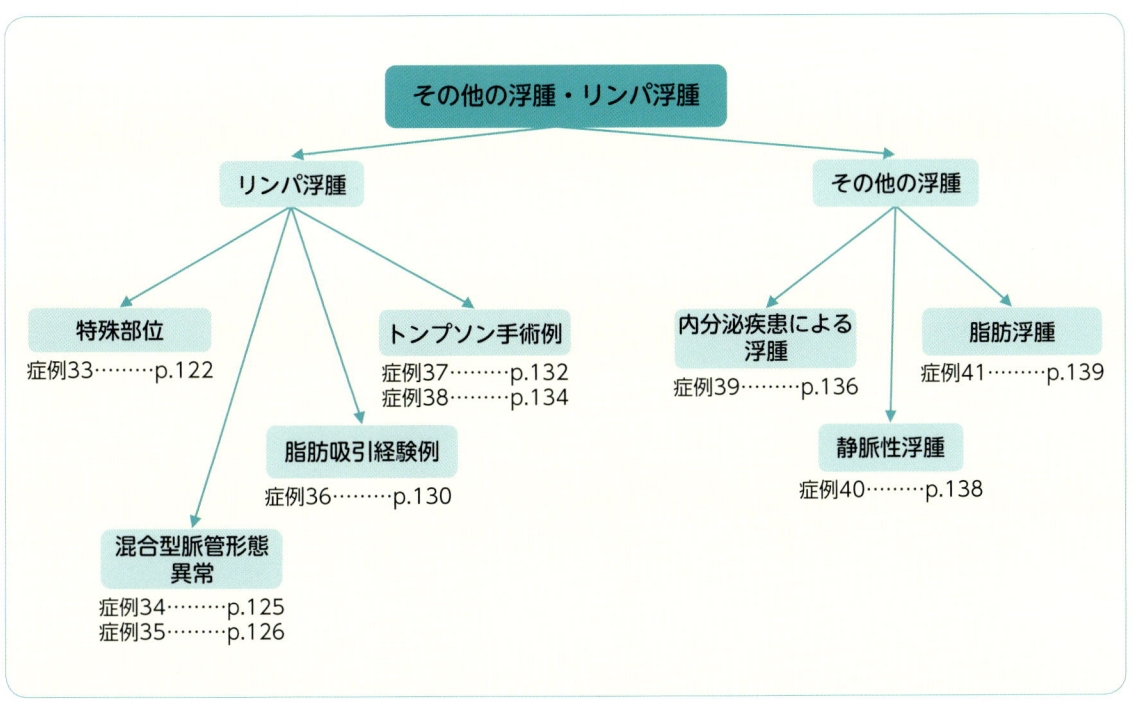

I

リンパ浮腫の診断

I リンパ浮腫の診断

● はじめに

　2013年の国際リンパ学会でのconsensus document では，リンパ浮腫を以下のように定義している．「リンパ浮腫はリンパ輸送機能障害とリンパ系の機能不全の結果として現れる」．いわゆる浮腫は我々の日常によくみられる生理的な現象である．長時間の立ち仕事をした後に足や足関節，あるいは下腿が浮腫むが，これはリンパ浮腫と診断しない．また，心疾患や腎疾患，静脈疾患で浮腫を伴うがリンパ系の機能不全やリンパ輸送機能障害がなければリンパ浮腫ではない．しかし，静脈疾患によるリンパ系への前負荷が長い時間続くとリンパ管の平滑筋や弁の機能不全を引き起こし，リンパ輸送機能障害に陥ってリンパ浮腫に至る（high output failure）（図1）．

　最も多いリンパ浮腫の原因となるのはがんの治療後に生じるリンパ輸送機能障害，つまりリンパ輸送能が減少した結果生じる浮腫である（low output failure）（図2）．

　リンパ浮腫は大きく分けて続発性と原発性に，また部位から上肢と下肢に分けることができる．リンパ浮腫の多くはがんの治療後に生じる続発性リンパ浮腫で，リンパ浮腫であることを診断するのは比較的容易である．しかし，原発性リンパ浮腫は続発性と違い，リンパ輸送機能障害を発症する原因が明らかではなく，静脈疾患やその他の内科疾患などが除外できた浮腫をそのように分類しているので，いくつかの病因が含まれていると考えられる．原発性のなかでも先天性リンパ浮腫はリンパ管系の低形成，無形成あるいは機能障害によるもので，そのいくつかの責任遺伝子がわかっている．

　前述したように，リンパ浮腫の治療で最も大事なのは診断である．診断ではリンパ輸送機能障害の程度を評価しなければ，真の診断といえない．

　しかし，リンパ輸送機能障害を診断する方法は広く普及しているわけではなく，どこでも容易に施行することはできない．リンパシンチグラフィは世界的にリンパ輸送機能障害を評価するスタンダードなモダリティーであり，本邦では2018年9月に事実上保険適用となった．この検査機器を有する施設ではリンパ浮腫を疑うすべての患者が検査を受けることができるようになった．近年，インドシアニングリーン赤外線蛍光リンパ管造影法が開発され，本邦を中心にリンパ浮腫の外科治療を行う際に用いられている．その他，MRリンパ造影やSPECT-CTリンパシンチグラフィなど，さらに詳細なリンパ機能評価ができるモダリティーが開発されており，臨床応用されている．

　浮腫の程度を評価する方法には主に身体的，す

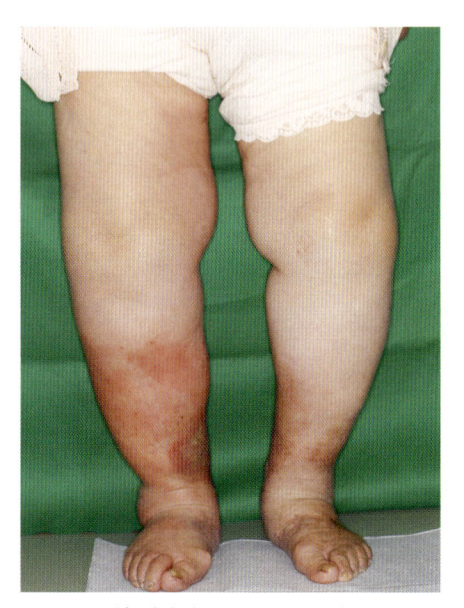

図1　静脈疾患による両下肢の浮腫
足関節のやや近位内側に色素沈着を認める．

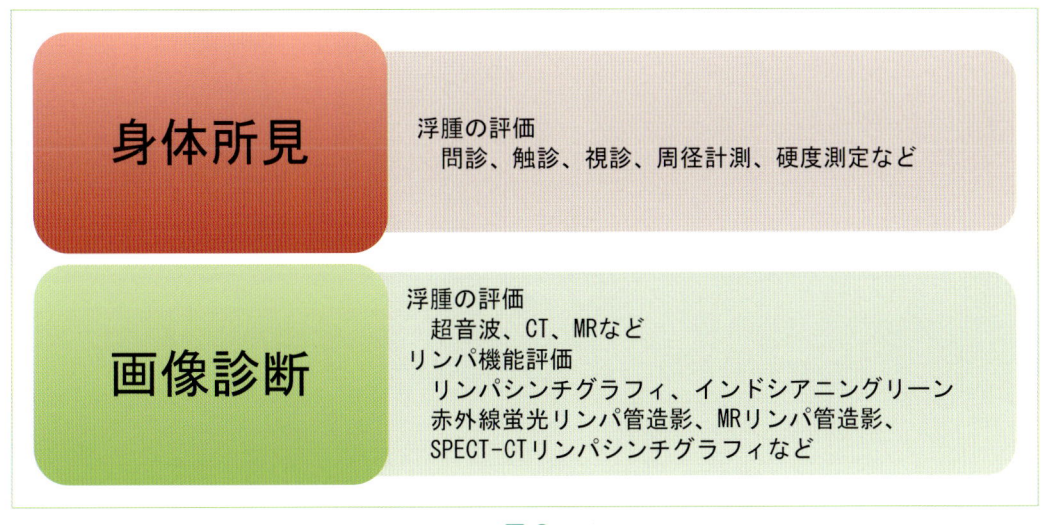

図2
リンパ浮腫の原因はリンパ輸送機能障害ならびに
リンパ系の機能不全である.

| リンパ輸送機能障害、リンパ系機能不全 |
| リンパ浮腫 |

| 身体所見 | 浮腫の評価
問診、触診、視診、周径計測、硬度測定など |
| 画像診断 | 浮腫の評価
超音波、CT、MRなど
リンパ機能評価
リンパシンチグラフィ、インドシアニングリーン
赤外線蛍光リンパ管造影、MRリンパ管造影、
SPECT-CTリンパシンチグラフィなど |

図3
リンパ浮腫の評価には身体的評価と画像の評価がある.

なわち皮膚の硬さや周径などを計りその程度を評価する方法と，画像(CT，MR，超音波など)によって皮膚や皮下の状態を評価する方法がある(図3)．周径計測はどこでも行うことができる方法であり，ある程度リンパ機能障害を反映するが，必ずしも周径の大きさとリンパ機能障害の程度が比例するわけではない．下肢のリンパ浮腫症例では下肢への負荷，例えば立ち仕事の時間が長い患者ではリンパ機能障害が比較的軽度でも患肢の周径が大きい場合があり，下肢のリンパにかかる負荷と残されたリンパ機能のバランスで周径が変化すると考える．

下肢では足部，下腿，大腿，陰部，下腹部がリンパ浮腫になることがあり，部位別にその特徴を知っておくことが重要である．また，画像診断はそれぞれの長所と短所があるので，これらを踏ま

えたうえで，またいくつかの検査を組み合わせることで，より正確にリンパ機能障害を部位的に捉える必要がある．

ここで述べる重症度(軽症，中等症，重症)はリンパシンチグラフィを基にしたリンパ機能障害の評価で分類している(Maegawa 分類)．分類が難しい例もあるが，多くの症例はこの Maegawa 分類に従ってリンパ輸送機能障害の重症度が決まり，治療法の決定ができる．

● どこでもできる身体的評価

浮腫の身体的評価は比較的容易にできる．例えば両側の下腿(ふくらはぎ)の周径を計測して明らかな違いがあれば浮腫があることは診断でき，同時にその皮膚を指先で押し指圧痕ができるかの判断

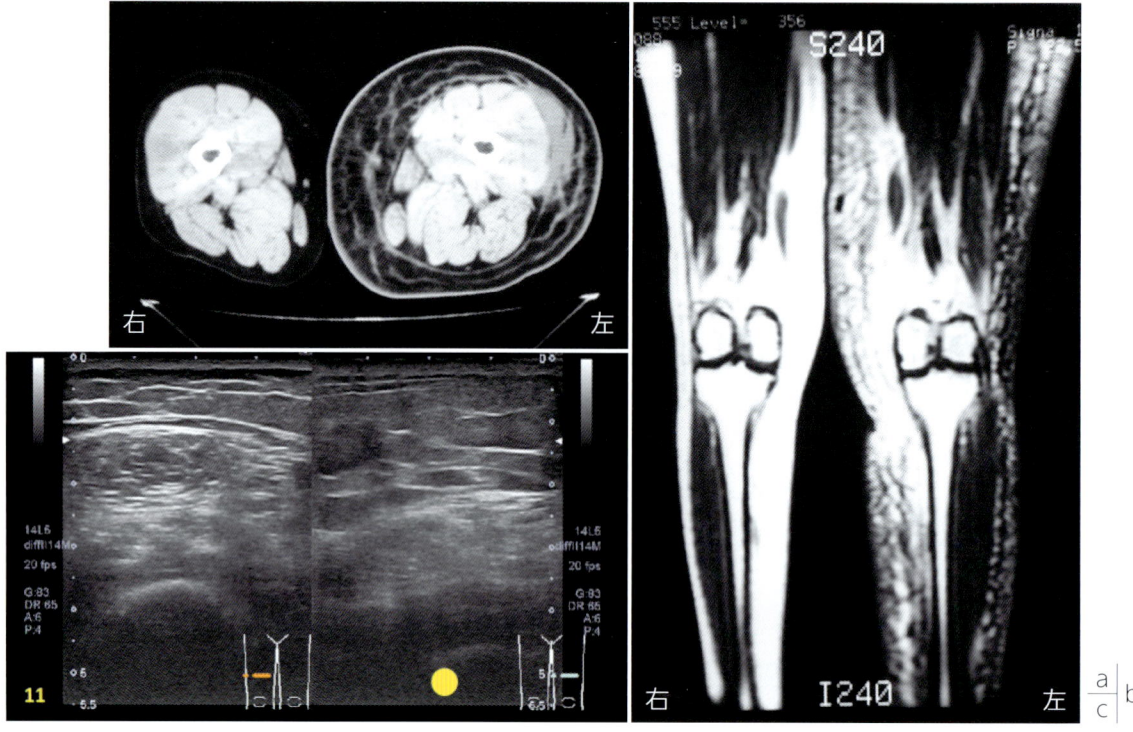

図 4　続発性下肢リンパ浮腫症例
右は健側で左が患肢．患肢では皮下の層構造が不明瞭で敷石状の画像が特徴的である．
a：CT で左大腿部の皮下組織の肥厚，線維化，皮膚の肥厚が認められる．
b：MR では左下肢の皮下肥厚が認められる．
c：下肢大腿伸側部での超音波画像

も容易である．心疾患や腎疾患，静脈性の浮腫は圧痕性浮腫で，リンパ浮腫の特徴は非圧痕性浮腫である．また，皮膚硬度を測定することでいわゆる硬さを評価することができる．著者の経験ではリンパ浮腫の初期は皮下脂肪に間質液が貯留するため，水分を含んだ脂肪層はそうでない正常の脂肪層より一定の圧で圧迫した場合に歪みやすく，結果，物理的な硬度は減少する．組織の硬さをヤング率で表せば，初期はヤング率が減少し柔らかくなる．しかし，リンパ浮腫の重症度が進むと皮膚の厚さが増すので，逆にヤング率が高くなり物理的に硬くなる．

● 画像評価（浮腫の評価とリンパ機能の評価）

以前から，CT や MR，超音波により皮膚皮下組織の画像から浮腫の評価を行うことが可能であった．これらの検査により皮下の間質液の貯留

程度や皮膚の肥厚，皮下の線維化をある程度評価することが可能である（図 4）．

近年の診断機器の進歩により，リンパ浮腫においてもリンパ輸送機能やリンパ系の機能を評価し，皮下のリンパ管を可視化することが可能となっている．リンパシンチグラフィはリンパ浮腫の診断として世界標準であり，多くの国で用いられている．本邦では最近，本検査が事実上保険適用となり，リンパ浮腫の診断や重症度評価に用いられている．最近では SPECT–CT リンパシンチグラフィが登場し，リンパ節やリンパ管の解剖学的な局在を知ることが可能となり，浅，深リンパ管の関係も明らかになりつつある．

1．リンパシンチグラフィ

リンパ浮腫の画像診断として世界標準であるリンパシンチグラフィは，リンパ輸送機能障害の重症度評価に用いることができる（Maegawa 分類）．得られる画像からタイプⅠ〜Ⅴまで分類することができるが，その代表的な下肢での分類を図 5 に

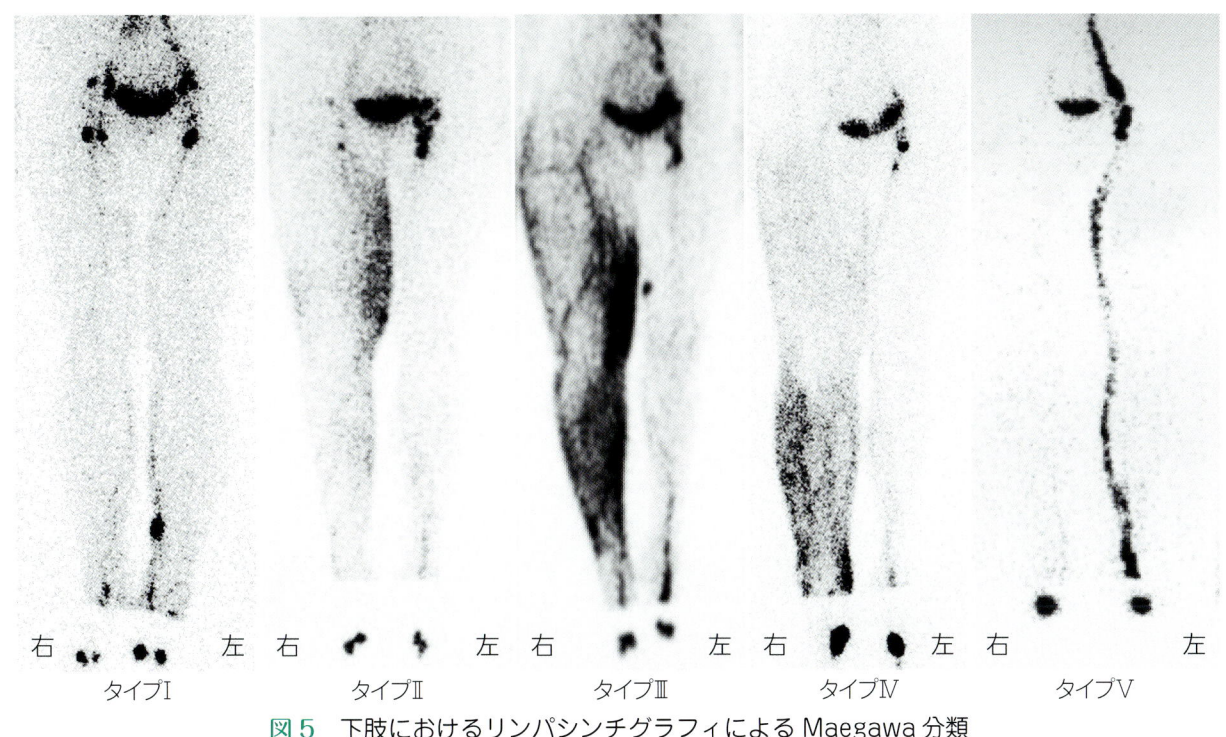

図5 下肢におけるリンパシンチグラフィによる Maegawa 分類
すべて右が患肢である.

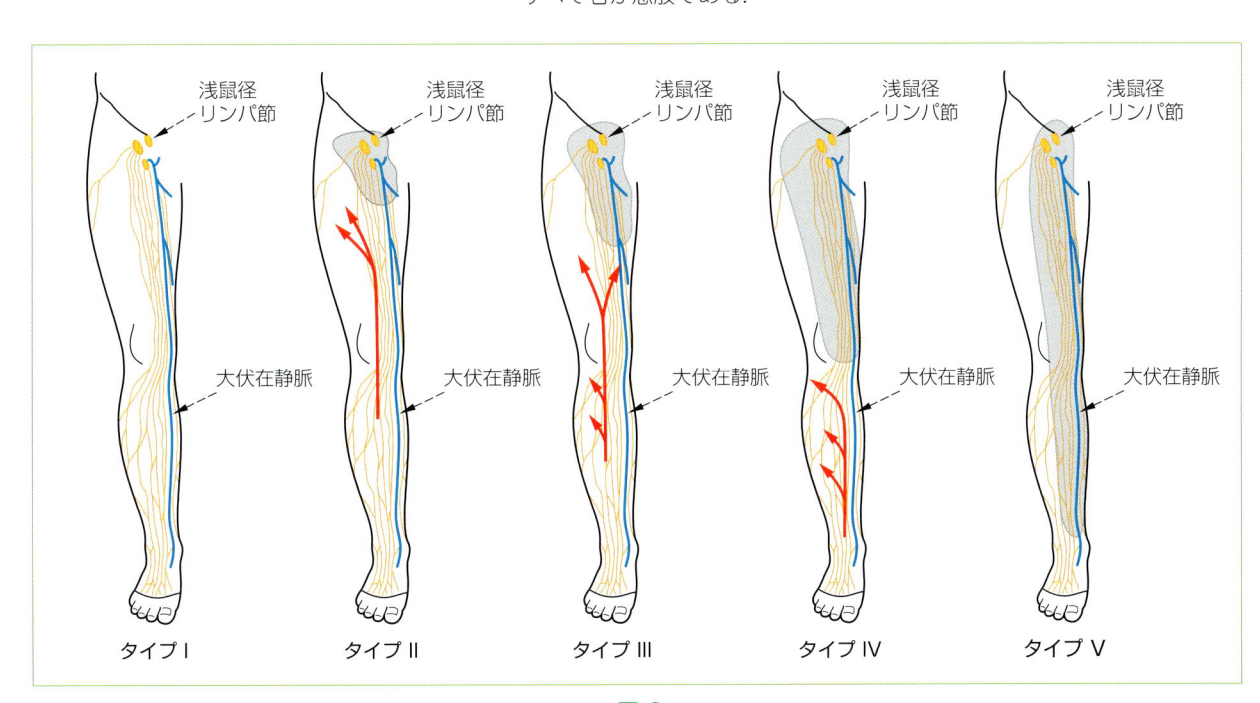

図6
グレー部分はリンパ輸送機能障害が進みトレーサーが流れない部位を示す.

示す. まず, 中心で大きく映っているのが膀胱で, 結節状に集積するのがリンパ節, 線状に造影されるのがリンパ管である. そして, 淡く広く集積するのが皮膚逆流現象(dermal back flow；DBF)で, 足部の結節上に映っているところは, 放射線同位元素をヒトアルブミンに結合したトレーサー(RI)の注入部位となるが, 通常のこの部位は遮蔽される. タイプ I ではリンパ節数の描出減少を認めることが多く, また側副リンパ路の発達を認めることがある. タイプ II では大腿部に, タイプ

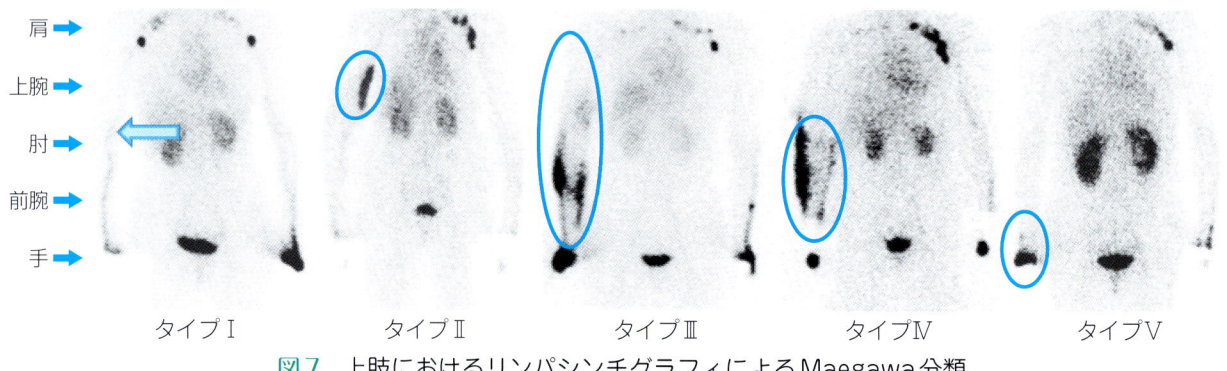

肩 →					
上腕 →					
肘 →					
前腕 →					
手 →	タイプ I	タイプ II	タイプ III	タイプ IV	タイプ V

図7 上肢におけるリンパシンチグラフィによる Maegawa 分類
矢印はリンパ管を示す. 囲いは皮膚逆流現象を示す.

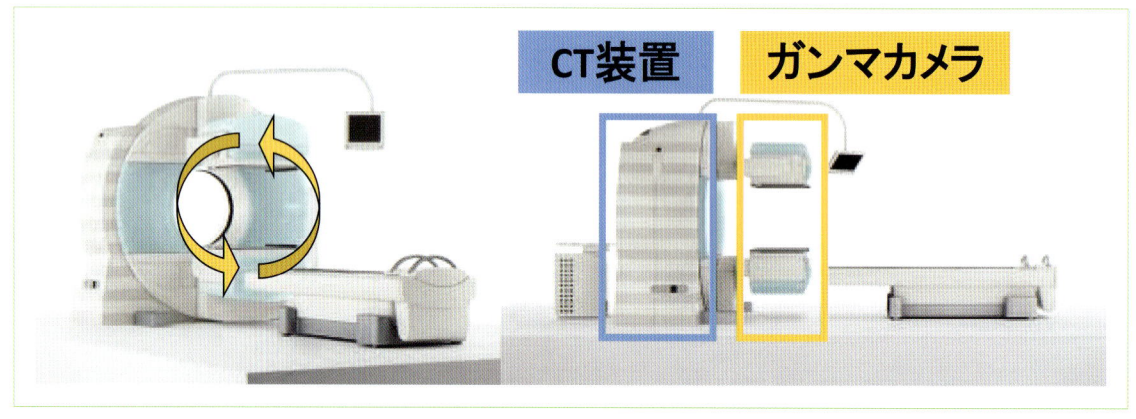

CT装置　ガンマカメラ

図8 SPECT-CT 装置
CT に 2 つのガンマカメラが付きこれが回転して画像を得る.

Ⅲでは下肢全長に皮膚逆流現象が認められる. タイプⅢ以上では通常鼠径のリンパ節がほとんど描出されない. タイプⅣでは下腿や足部に皮膚逆流現象が, タイプⅤでは足関節周囲まで皮膚逆流現象を認める. タイプⅠからⅤに進むほどリンパ輸送機能障害の程度が強くなる.

図6のシェーマを用いて説明すると, 下肢の続発性リンパ浮腫では通常骨盤内リンパ節郭清が行われ, その結果近くのリンパ管が機能を失っていくと考えられる. つまり, 下肢続発性リンパ浮腫の初期は足趾間に注入した放射性同位元素である ^{99m}Tc とヒトアルブミンあるいはフチン酸を結合したトレーサーが鼠径のリンパ節まで移動するが, 鼠径リンパ節の機能障害が進むと, まず大腿の集合リンパ管が機能障害となり, トレーサーがこの部位の皮下に逆流する(タイプⅡ). さらに大, 下腿の集合リンパ管の機能障害が進むと皮膚逆流現象は大腿と下腿に広がり(タイプⅢ), 大腿の集合リンパ管がその機能をほとんど失うとトレー

サーは下腿までに留まり(タイプⅣ), 最も重症のタイプⅤになるとトレーサーは足関節周囲までに留まる(タイプⅤ).

上肢においても下肢と同様な画像を得ることができる. タイプⅠでは患側の腋窩あるいは鎖骨下リンパ節が描出されるが健側と比較すると描出は弱い場合が多い. タイプⅡでは患肢上腕で皮膚逆流現象があり, 腋窩あるいは鎖骨下リンパ節は描出されない場合が多い. タイプⅢでは上腕と前腕に皮膚逆流現象を認め, 腋窩あるいは鎖骨下リンパ節は描出されない. タイプⅣでは前腕のみの皮膚逆流現象で, タイプⅤでは皮膚逆流現象は手関節付近に留まる. いずれも腋窩あるいは鎖骨窩リンパ節は描出されない(図7).

2. SPECT-CT リンパシンチグラフィ

SPECT-CT 装置はガンマカメラとマルチスライス CT が一体となった最新の装置である(図8). SPECT-CT(single photon emission computed tomography/computed tomography, 単光子放射

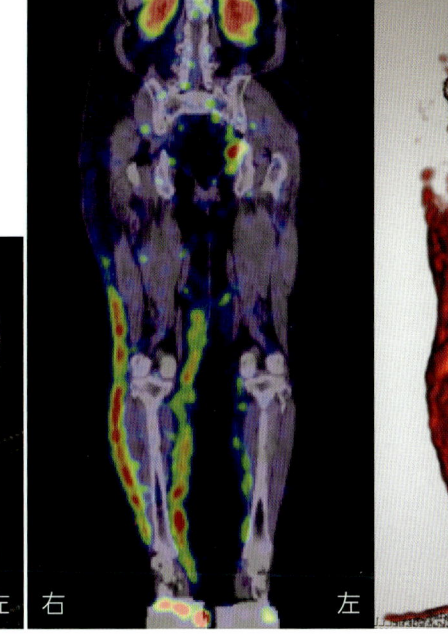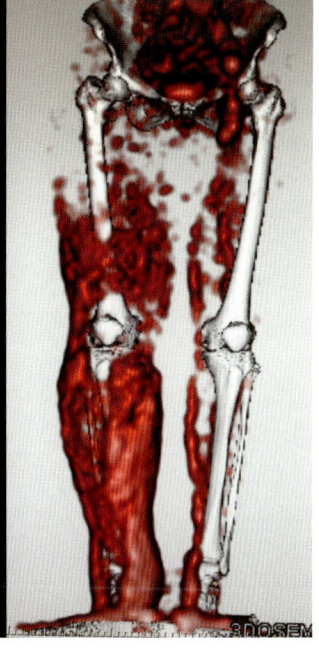

図9　下肢リンパ浮腫症例

a：右大腿（左側）膝蓋骨上5cmで8時半，11時，1時，2時，3時の方向に
　　皮下リンパ管の描出を認める.
b：融合画像から3D画像に構築することができる. 赤い部分はトレーサーが
　　集積している部分で，ここでは間質液の貯留を示している.

線コンピュータ断層撮影）と核医学検査（ここでは
リンパシンチグラフィ）を同時に行うことでリン
パシンチグラフィでは正確にわからなかったト
レーサー集積の解剖学的位置が明らかになる利点
がある. つまり，SPECT-CTリンパシンチグラ
フィではCT画像と核医学画像を融合して1つの
画像にすることで，機能を持ったリンパ節やリン
パ管の解剖学的位置を同定し，浅，深リンパ管や
リンパ節を見分けることができるのである. 実際
の臨床応用として，インドシアニングリーン赤外
線蛍光リンパ管造影でリンパ管が描出されにくい
下腿近位から大腿，下腹部などでリンパ管の位置
を確認することができる. また，症例によりリン
パ機能をみると，浅あるいは深リンパ流優位パ
ターンがあることがわかり，これが圧迫療法の指
標になる可能性がある. 例えば浅リンパ流が優位
な症例では圧迫療法を行う場合，比較的圧が少な
くできる可能性があり，また深リンパ流優位な症
例では深筋膜下に圧をかける必要があるので，伸
び硬度の小さい弾性着衣を用い，併せて運動療法
が効果的になることが推測される. また，手術時

のリンパ管同定にも役に立っている. 下肢リンパ
浮腫症例では大腿部に皮下組織の厚さがあり，リ
ンパ管の位置を同定することが難しく，本検査の
画像を用いてリンパ管吻合部を推測して皮膚を切
る（図9）. 本検査の欠点はリンパシンチグラフィ
と比較してCTの分だけ被曝量が大きくなること
であるが，得られる情報の有用さから，著者はリ
ンパ浮腫の診断とリンパ機能障害の評価および手
術適応の可否に使っている.

　SPECT-CTリンパシンチグラフィでは，浅，深
リンパ管系のリンパ流を評価することができる.
浅リンパ流では浅集合リンパ管がリンパを流す管
であり，深リンパ流では深リンパ管がそれに当た
る. インドシアニングリーン赤外線蛍光リンパ管
造影では機器の光学特性から深リンパ管を同定あ
るいは深リンパ流の流れを確認することができな
いが，SPECT-CTリンパシンチグラフィでは浅，
深両リンパ流の流れを把握することができる. ま
た，これら浅深両方にリンパの流れを持つ症例も
ある. 浅リンパ系のリンパ流が優位である続発性
右下肢リンパ浮腫症例（図10）を示す. 大腿から

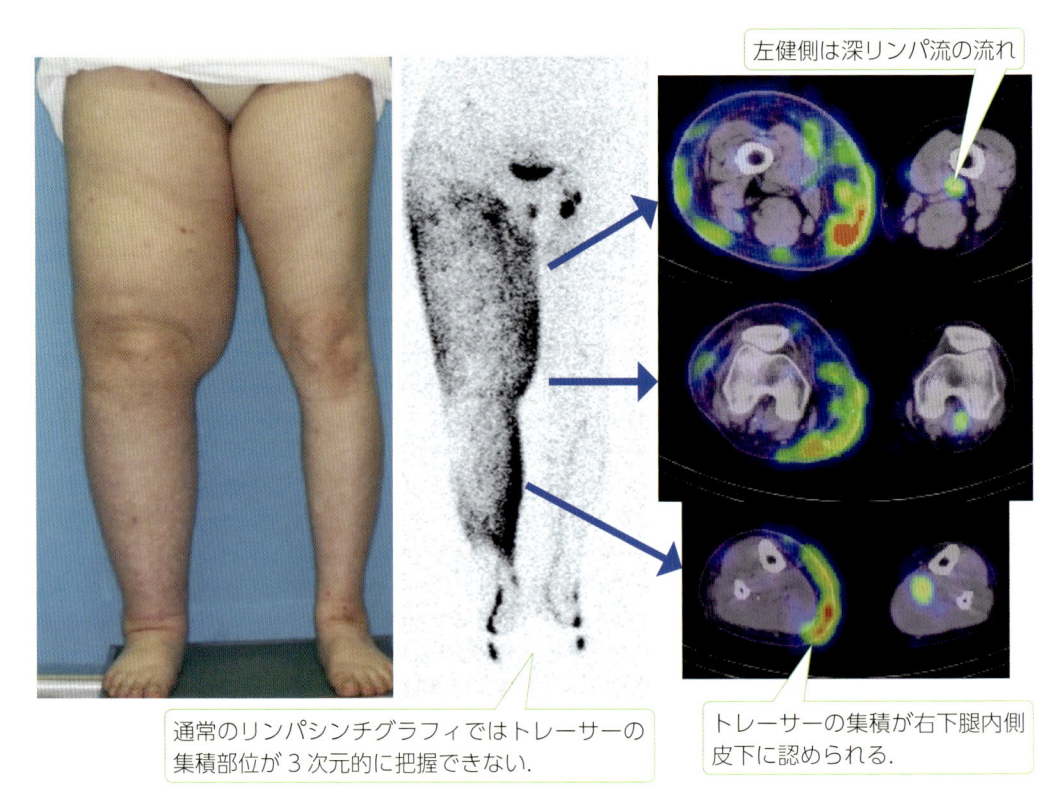

左健側は深リンパ流の流れ

通常のリンパシンチグラフィではトレーサーの集積部位が3次元的に把握できない.

トレーサーの集積が右下腿内側皮下に認められる.

図10　患側浅リンパ流優位症例

50歳，女性．子宮がん術後．続発性右下肢リンパ浮腫．患側浅リンパ流優位，健側深リンパ流優位

下腿にかけて皮下組織にトレーサーの強い集積を認める．一方で健側下肢では深筋膜下（筋間）にトレーサーの集積を認め，深リンパ流優位である．このように，リンパ流が左右で違うことがある．次に示すのは原発性早発性下肢リンパ浮腫である．この症例では患側は深リンパ流が優位で，健側は浅深両リンパ流を認める（図11）．リンパ流が浅層か深層かどちらかが優位であるか，あるいは両方にリンパ流があるのか，個々症例のリンパ流を参考にする．また，浅，深リンパ流の間にはコネクションが存在する（図11）．今まで，リンパ浮腫のリンパ動態はよくわからないことが多かったが，今後，浅リンパ流と深リンパ流との関係を明らかにしていくことで従来の圧迫療法や運動療法を見直すことになるかもしれない．

3. インドシアニングリーン（ICG）赤外線蛍光リンパ管造影

　2007年頃より浜松ホトニクス社からPDEカメラシステムとして，近赤外線カメラによる赤外線蛍光リンパ管造影が紹介された．この検査によって表在のリンパ流をリアルタイムに描出するこ

とが可能となり，リンパ浮腫の診断と治療において大きなブレークスルーとなった．下肢では各趾間の皮内あるいは皮下にインドシアニングリーン（ICG，商品名：ジアグノグリーン®）を少量注入し，PDEカメラを用いて励起光を当てることでインドシアニングリーンが蛍光を発し，それをディスプレー上で高い輝度として捉える．インドシアニングリーンがリンパ管内に入るとディスプレー上では白く線状に描出され（図12），皮膚逆流現象が起こっている部位では，その部位に応じて輝度が高くなる．本法の利点は被曝がなく，検査機器が比較的小さいので持ち運びが容易であること，また試薬であるジアグノグリーン®が安価で手に入りやすいことである．一方，未だ保険適用の検査ではない．また，ジアグノグリーン®の注入において，ヨードアレルギーの既往があると使用は禁忌となっている．さらに，近赤外線を用いているので皮膚の透過性に限界があり，皮膚や皮下組織が厚い症例では蛍光を観察することができないなどの欠点がある．本検査によりリンパ浮腫の重症度を測る報告がなされているが，本検査に

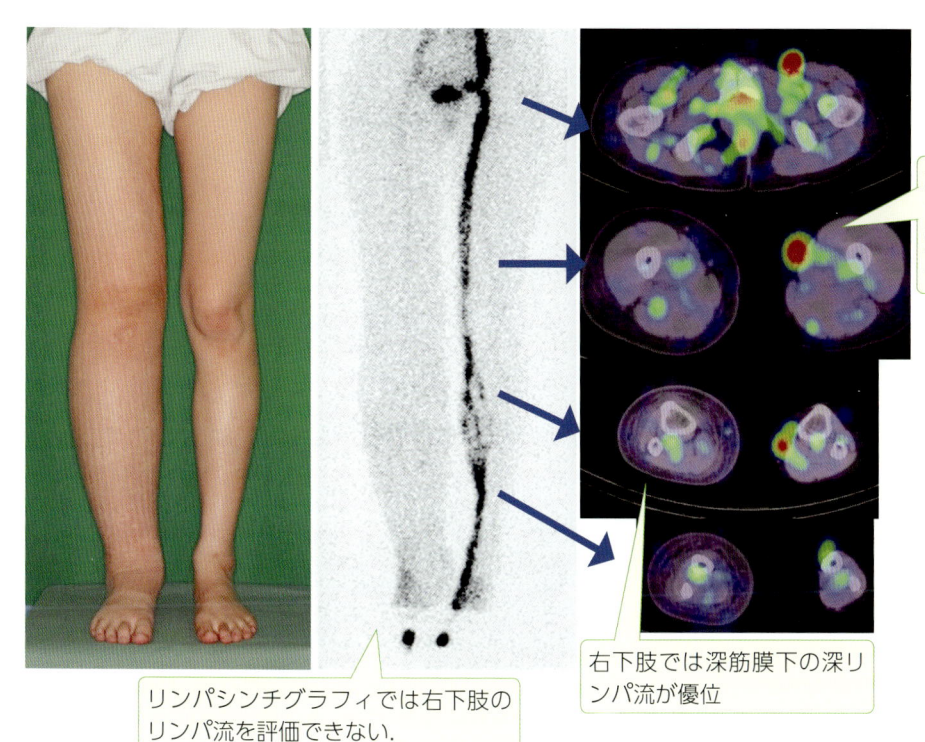

左健側下肢では浅深両リンパ流を認める．また，浅．深リンパ流のコネクションも認める．

リンパシンチグラフィでは右下肢のリンパ流を評価できない．

右下肢では深筋膜下の深リンパ流が優位

図11　患側深リンパ流優位症例
27歳，女性．原発性早発性右下肢リンパ浮腫

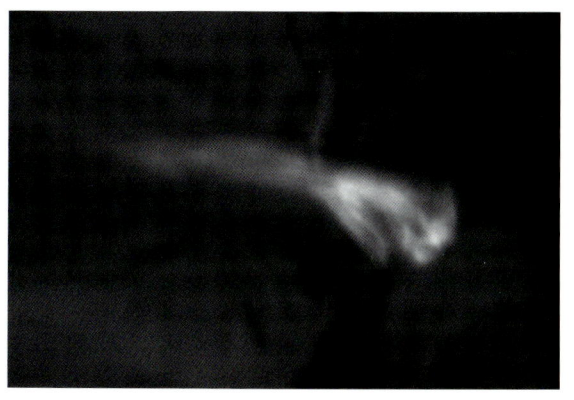

図12　左下肢リンパ浮腫症例
足趾の趾間で皮内にインドシアニングリーンを注入し，発する蛍光（白）をディスプレー上で観察する．線状に認められるのは皮下のリンパ管である．

図13

左下肢リンパ浮腫症例
（写真は松原忍医師より提供）
左下腿．大腿内側を中心に間質液貯留および拡張蛇行したリンパ管を認める．

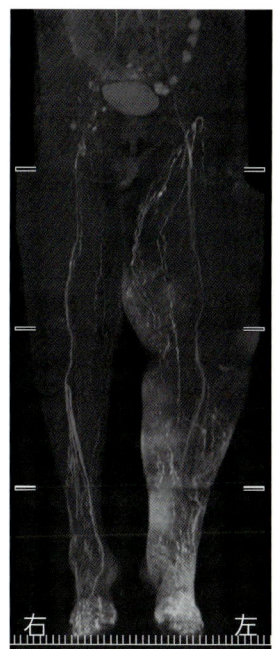

よって描出されるリンパ管あるいは皮膚逆流現象は表在であり，深部のリンパ管の評価ができないので，他の検査法も合わせてリンパ浮腫の評価を行うことが望ましい．

4. MR リンパ造影

MR によるリンパ浮腫の診断については既に多くの報告がある．特に中国上海のグループからリンパ浮腫における詳細なリンパ管やリンパ節が描出された画像を示した報告がなされている．しか

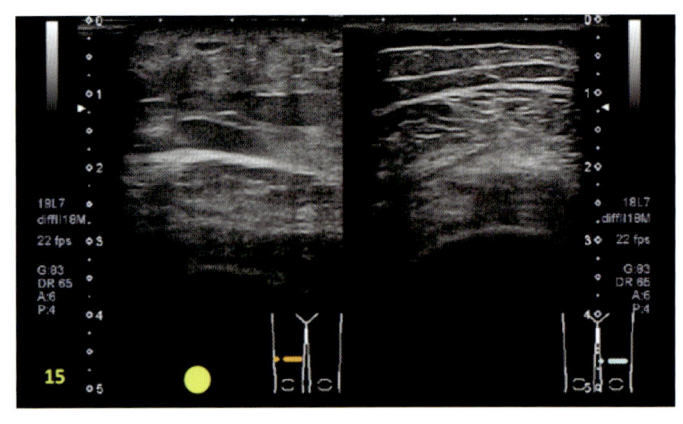

図14
右下肢続発性リンパ浮腫症例
左は患肢右大腿伸側に超音波プローブを当て皮下の状態を観察している．皮下は肥厚し敷石状変化を示している．右は健側で，皮下は何層かの浅筋膜様構造が描出され，各層が明瞭に区別できる．

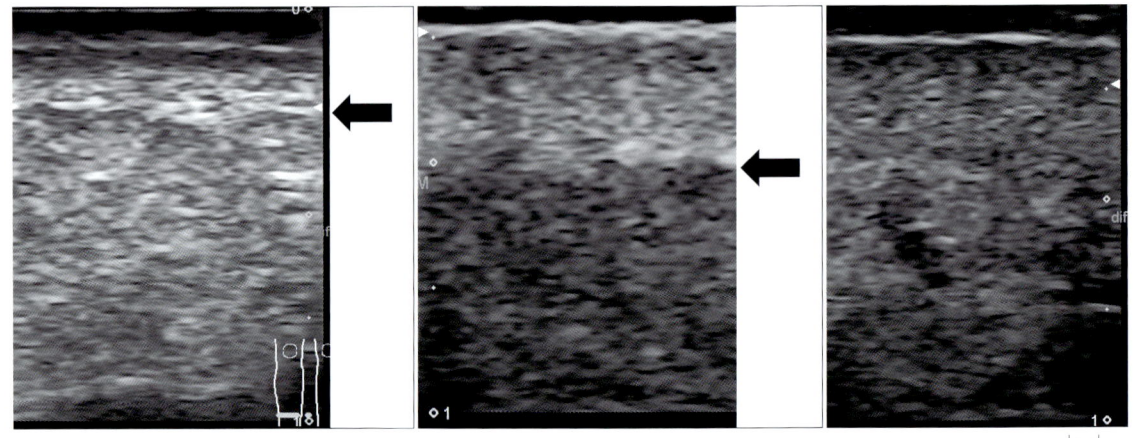

図15　下肢リンパ浮腫症例における下腿での皮膚変化と皮下組織境界　a｜b｜c
　矢印は皮膚皮下組織境界を示す．
　a：軽症例では皮膚肥厚なく，皮膚皮下組織境界は明瞭である．
　b：中等症例では皮膚がやや肥厚し，境界がやや不明瞭となっている．
　c：重症例では境界がはっきりしない．

し，MRでは皮膚皮下組織の状態やリンパ管の走行まで描出することが可能であるが，撮影条件が難しくいまだ広くリンパ浮腫の診断や機能障害の評価に適応されていない．今後，装置の性能が高まり，撮像能力や画像解像度がよくなるとリンパ浮腫の機能評価に利用される可能性がある（図13）．

5．超音波検査

　超音波検査は非侵襲的であり，多くの医療施設で利用することができる．リンパ浮腫における超音波検査には2つの目的がある．1つは浮腫の診断，すなわち皮膚の肥厚や皮下に貯留する間質液の程度などを知ること，もう1つはリンパ管を同定することである．前者では治療効果判定に用いることができる．皮下に間質液が貯留していると皮下組織のエコー輝度が変わり敷石状を呈する．

また，重症度が進むと皮膚の肥厚や皮膚と皮下との境界が不明瞭になる．これは実際のリンパ管静脈吻合術時に皮膚を切開すると重症例では真皮の肥厚を認め，さらに多くの症例で真皮から皮下に連続する線維化が存在することから，超音波画像所見と一致する（図14〜16）．

● リンパ浮腫における集合リンパ管

　リンパ浮腫における集合リンパ管の変性について，Miharaらは内腔の拡張から次第にリンパ管壁の肥厚が起こり，狭窄をきたすことを報告している．著者も同様に変性した集合リンパ管を認めているが，そのなかにはリンパ管の弁不全をきたしているものがある．また，リンパ管内に塞栓物質を認めることもある．インドシアニングリーン

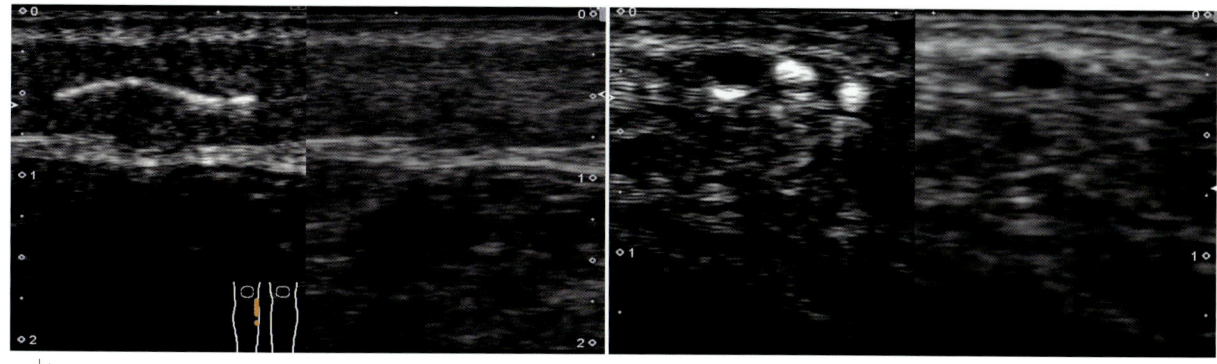

a|b

図16 左側大腿内側（写真は松原忍医師より提供）

a：ソナゾイド®を足趾間に注入した後，大腿長軸に沿ってプローブをあてた造影モード（左）と非造影モード（右），への字に造影されているのは大伏在静脈周囲の集合リンパ管

b：同部位の軸位画像で造影モード（左）と非造影モード（右）．大伏在静脈の断端が低エコーとして認められ，その周囲に造影されたリンパ管が数本認められる．

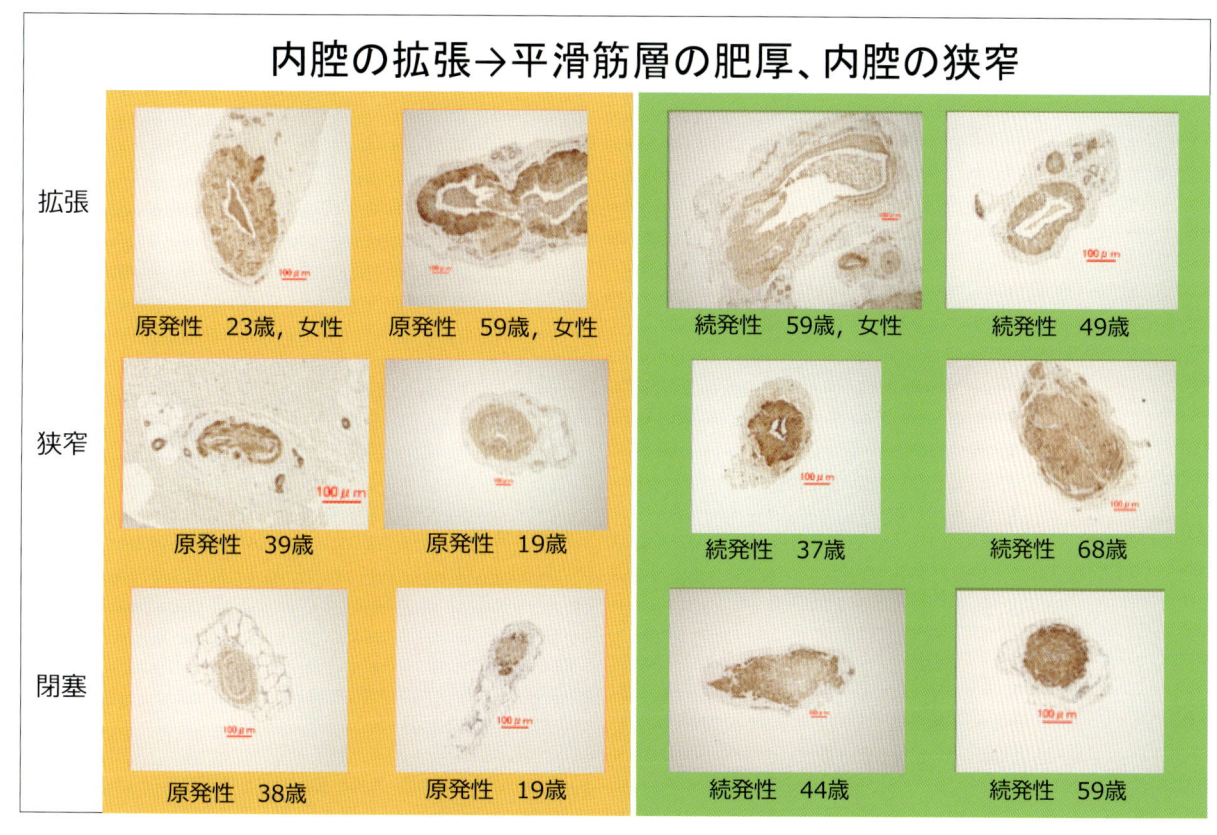

図17 原発性および続発性下肢リンパ浮腫症例の集合リンパ管標本（LYVE-1）
集合リンパ管は拡張，狭窄，閉塞と様々な病態を示す．

赤外線蛍光リンパ管造影を行うと，重症例では造影されるリンパが逆行性に流れることを経験する．弁不全を伴っている場合は通常内腔の拡張を伴うと考えられる（図17）．

❖参考文献

1) International Society of Lymphology：The diagnosis and treatment of peripheral lymphedema. Consensus document of the International Society of Lymphology. Lymphology. **36**：84-91, 2003.

2) 廣田彰男：リンパ動態学からみたリンパ浮腫. 脈管学. **48**：159-165, 2008.

3) 伊古美文隆, 大橋俊夫：リンパ管・リンパ節動態学の最近の進歩. 脈管学. **48**：113-123, 2008.

4) Suami, H., Pan, W. R., Taylor, G. I.：Changes in the lymph structure of the upper limb after axillary dissection：radiographic and anatomical study in a human cadaver. Plast Reconstr Surg. **120**：982-991, 2007.

5) Mihara, M., Hara, H., Hayashi, Y.,et al.：Pathological steps of cancer-related lymphedema：histological changes in the collecting lymphatic vessels after lymphadenectomy. PLoS One. **7**(7)：e41126,2012.

6) Koshima, I., Kawada, S., Moriguchi, T., et al.：Ultrastructural observations of lymphatic vessels in lymphedema in human extremities. Plast Reconstr Surg. **97**：397-405, 1996.

7) 阪口周吉, 田辺達三, 三島好雄ほか：慢性リンパ浮腫の重症度基準(治療効果判定)について. リンパ学. **16**：41-44, 1993.

8) Warren, A. G., Brorson, H., Borud, L. J., et al.：Lymphedema：a comprehensive review. Ann Plast Surg. **59**(4)：464-472, 2007.

9) Unno, N., Inuzuka, K., Suzuki, M., et al.：Preliminary experience with a novel fluorescence lymphography using indocyanine green in patients with secondary lymphedema. J Vasc Surg. **45**：1016-1021, 2007.

10) Ogata, F., Narushima, M., Mihara, M., et al.：Intraoperative lymphography using indocyanine green dye for near-infrared fluorescence labeling in lymphedema. Ann Plast Surg. **59**：180-184, 2007.

11) 海野直樹, 鈴木 実, 田中宏樹ほか：インドシアニングリーン蛍光リンパ管造影を用いた四肢リンパ圧測定法の開発. リンパ学. **33**：87-90, 2010.

12) 大島 梓, 三原 誠, 光嶋 勲：リンパ浮腫の早期診断と予防的治療の適応—婦人科リンパ節郭清前後のリンパ流動態—. リンパ学. **34**：82-86, 2011.

13) Maegawa, J., Mikami, T., Yamamoto, Y., et al.：Types of lymphoscintigraphy and indications for lymphaticovenous anastomosis. Microsurgery. **30**：437-442, 2010.

14) Mikami, T., Hosono, M., Yabuki, Y., et al.：Classification of lymphoscintigraphy and relevance to surgical indication for lymphaticovenous anastomosis in upper limb lymphedema. Lymphology. **44**：155-167, 2011.

15) Pecking, A. P., Wartski, M., Cluzan, R. V., et al.：SPECT-CT fusion imaging radionuclide lymphoscintigraphy：potential for limb lymphedema assessment and sentinel node detection in breast cancer. Cancer Treat Res. **135**：79-84, 2007.

16) Pecking, A. P., Albérini, J. L., Wartski, M. , et al.：Relationship between lymphoscintigraphy and clinical findings in lower limb lymphedema (LO)：toward a comprehensive staging. Lymphology. **41**：1-10, 2008.

17) 鮑 智伸, 前川二郎, 三上太郎ほか：リンパシンチグラフィによるリンパ浮腫の重症度評価. リンパ学. **32**：10-14, 2009.

18) 佐久間 恒, 小林尚史, 彦坂 信ほか：MR Lymphangiography によるリンパ管細静脈吻合術の術後評価について. リンパ学. **33**：94-97, 2010.

19) Lohrmann, C., Foeldi, E., Speck, O., et al.：High-resolution MR lymphangiography in patients with primary and secondary lymphedema. AJR Am J Roentgenol. **187**：556-561, 2006.

20) Lu, Q., Delproposto, Z., Hu, A., et al.：MR lymphography of lymphatic vessels in lower extremity with gynecologic oncology-related lymphedema. PLoS One. **7**：e50319, 2012.

Ⅱ

リンパ浮腫の治療

II リンパ浮腫の治療

治療のゴール

現在リンパ浮腫の治療として，複合的理学療法を代表とする保存療法と，リンパ管静脈吻合術を代表とする外科療法がある．リンパ浮腫ではリンパ機能障害の程度から大きく軽症，中等症，重症と分けることができるが，重症度によりこれらの治療法による治療のゴールが異なる．軽症や中等症例では保存療法などによく反応し浮腫が改善（周径の減少）するが，保存療法を続けないと浮腫が戻る．また外科療法を加えると術後に保存療法が軽減したり，全く保存療法から離脱できる症例がある．図1のようにリンパ浮腫の治療ゴールで最も高いのは保存療法からの離脱であり，日常の生活で全く保存治療を必要としないことである．

著者の経験から下肢のリンパ浮腫症例では一部の軽症あるいは中等症例でこのゴールに達している症例があり，また上肢のリンパ浮腫では保存療法と外科治療を行った症例の約半数以上で保存療法から離脱できる．これに対して重症例では圧迫療法を中心とする保存療法を継続する必要があり，さらに抗生剤の長期投与などを行い蜂窩織炎の予防を行う必要がある．このように，リンパ機能障害の程度によって個々の症例の到達できるゴールが異なる．

保存療法と外科療法の適応

上述の通りリンパ浮腫の治療は大きく分けて保存療法と外科療法があり，前者は外科療法以外の治療法を含むが，主に弾性着衣と多層包帯による圧迫療法と徒手的あるいは間欠的空気圧によるリンパドレナージ，圧迫下での運動療法が中心となり，利尿剤や利水剤などの漢方薬や，薬物療法，

温熱療法なども含まれる．圧迫療法，徒手的リンパドレナージ，圧迫下での運動療法やスキンケアは複合的理学療法として広く行われている．保存療法は限られたリンパ輸送能を最大限に生かす．図2でリンパを流す蛇口の栓を全開にしリンパを流すのが保存療法である一方，外科療法ではリンパのドレナージを増やす，すなわち蛇口を増やしリンパ輸送能を高める．保存療法を止める，すなわち蛇口を絞ると浮腫が戻る．これに対し，外科療法ではリンパが流れる道を増やしリンパ輸送能を上げるので，この効果を最大限に引き出すためには外科療法と保存療法を組み合わせるのが良い．

保存療法の選択

外科療法以外の治療法を保存療法とするが，前述のような種々の保存療法がある．複合的理学療法はこのうち多層包帯法と弾性着衣による圧迫療

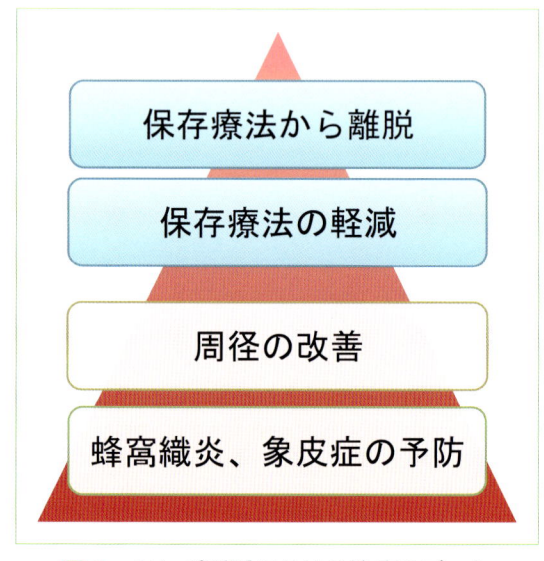

図1 リンパ浮腫における治療のゴール
最高のゴールは保存療法からの離脱である．

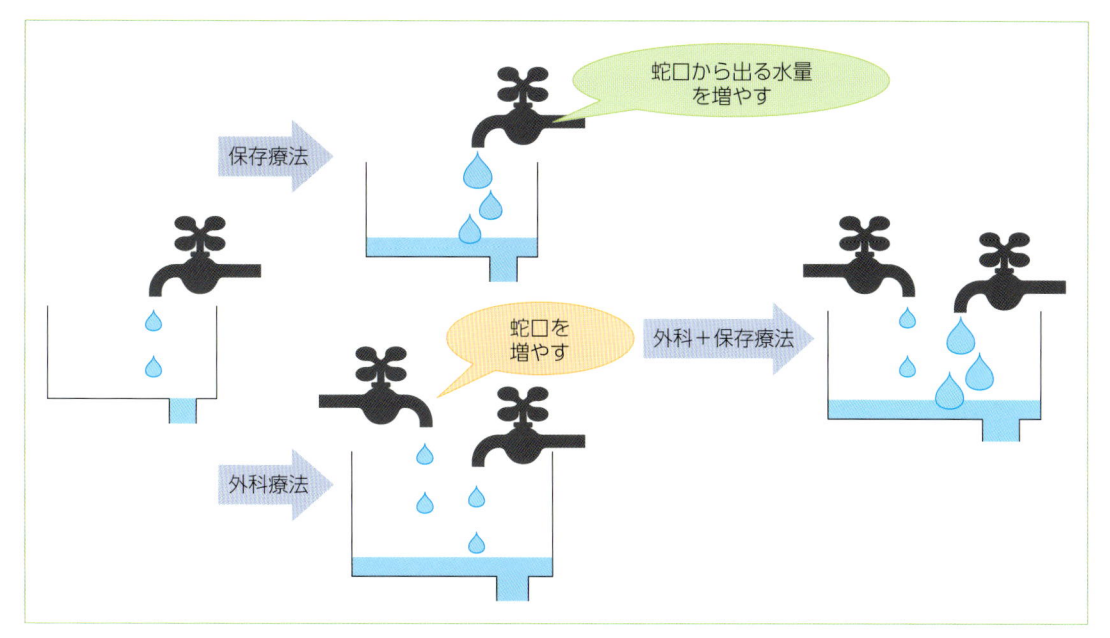

図2

蛇口から溜まったリンパを流す．圧迫療法を中心とする保存療法は蛇口を最大限に開く．
一方，リンパ管静脈吻合術を中心とする外科療法は蛇口の数を増やす．

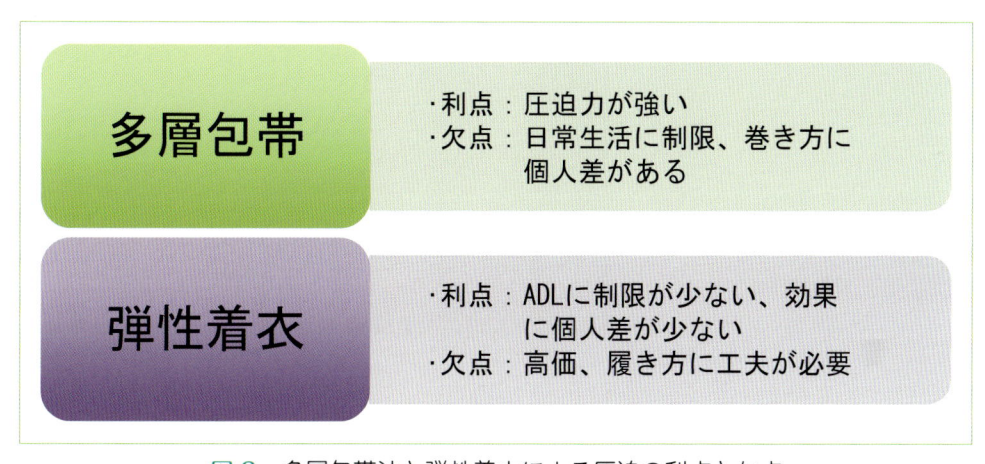

図3　多層包帯法と弾性着衣による圧迫の利点と欠点

法，圧迫療法下の運動，リンパドレナージ，スキンケアを含み，現在リンパ浮腫治療の中心となっている．ここでは，そのなかである程度のエビデンスがあり，多くの施設で実際の臨床に用いられている圧迫療法とリンパドレナージを中心に述べるが，すべてのリンパ浮腫症例に対して同じような方法が適応されるのではなく，どのような圧迫治療を選択するか，あるいはリンパドレナージを行うかは，実は個々の症例により，またリンパ機能障害の程度により異なる．最近ではリンパ管静脈吻合術を行う施設が増え，術前後の保存療法をどのように行うか，症例により最も良い結果を得るた

めに外科療法とリンクした保存療法が求められている．著者の施設における外科療法と保存療法との治療プロトコルについては「最近の外科療法」の項（p.20）で述べる．

1. 圧迫療法

保存療法の中心となるのは圧迫療法である．持続的，継続的に患肢に圧をかけることで細胞間隙に溜った間質液を大循環へ戻すことができ，直接的に患肢のボリュームを減少させることができる．圧迫療法には大きく2つ，多層包帯法と弾性着衣による圧迫があり，それぞれの長所と短所から個々の症例により使い分けが必要である（図3）．

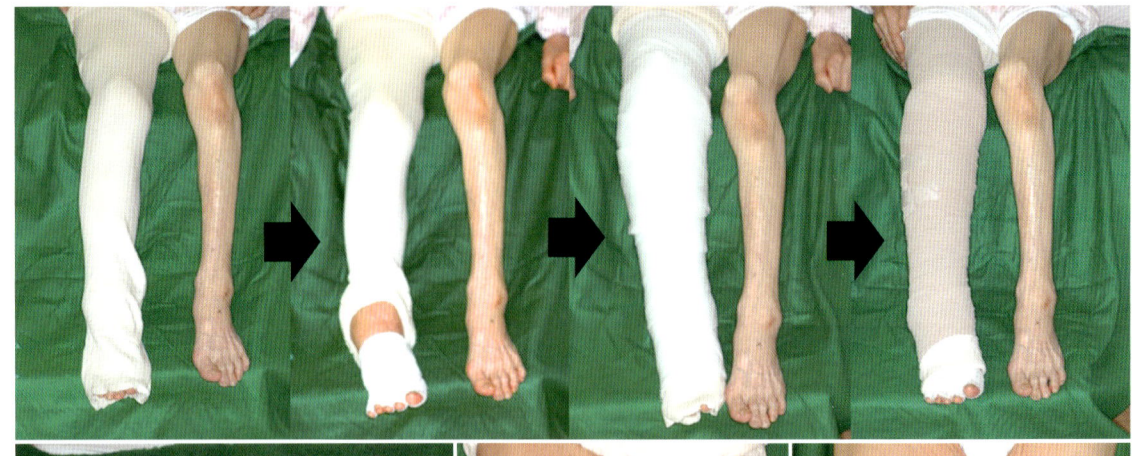

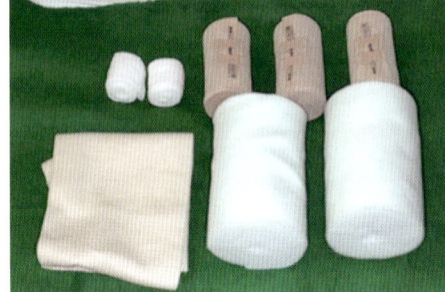

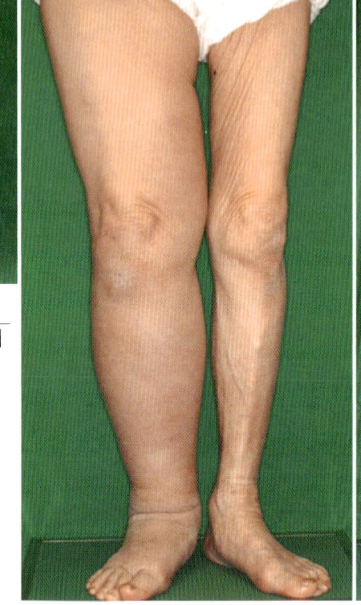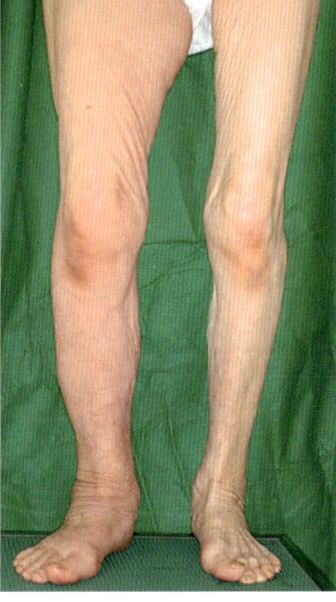

a		
b	c	d

図4

多層包帯法
a：多層に種々の包帯を重ねて巻いていく.
b：用いた包帯を示す.
c：施術前
d：集中排液が終わり維持期に移行

また，それぞれの圧迫療法をリンパ浮腫治療プロトコルにどのように組み込むか，これも個々の症例に合わせて考えていく必要がある．一般的には集中排液期に多層包帯法を用い，維持期に弾性着衣を適応するが，弾性着衣の利点を生かして集中排液期に徐々にサイズを下げた弾性着衣を用い，浮腫を減少させる方法もある．圧迫療法は心疾患，動脈血行障害，静脈疾患などを合併している症例には十分に注意して行わなければならない．また，弾性着衣の合併症として接触性皮膚炎や直接の圧迫による皮膚糜爛や潰瘍を形成することがある．

a）多層包帯法

多層包帯法は患肢に十分な圧をかけるうえでとても有用な方法である．圧のかけ方は巻き方によるところが多く，熟練を要するので施術者の技量に依存する．また，多層包帯圧迫下で運動を行うことはできるが締めた包帯は徐々に緩みやすく，これにより経時的に着圧が減少し圧迫効果が損なわれる．一方，多層包帯法の利点は，効果的に巻くと弾性着衣より高い圧が得られ，使用する材料が弾性着衣より安価なことである．高い圧を必要とする重症例では多層包帯法による排液が必要となる（図4）.

b）弾性着衣，その他の簡易圧迫法

現在，本邦では様々なメーカーの弾性着衣を得ることができる．弾性着衣の規格はそれぞれの国の規格で製造されているのが現状で，たとえば同じクラスⅢでも着圧がやや異なる．また，着衣の編み方により，平編みと丸編みがあり（図5），使用する糸により伸び硬度や着圧が異なる．このよ

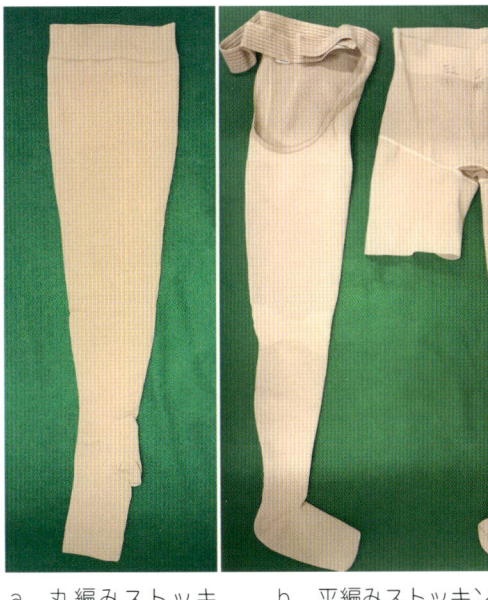
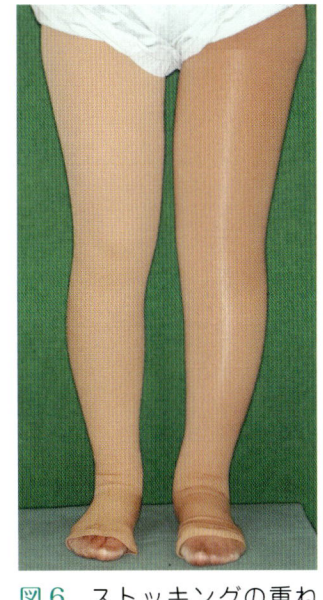

a．丸編みストッキング

b．平編みストッキング

図6　ストッキングの重ね履き（左側）

図5

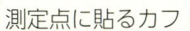
測定点に貼るカフ

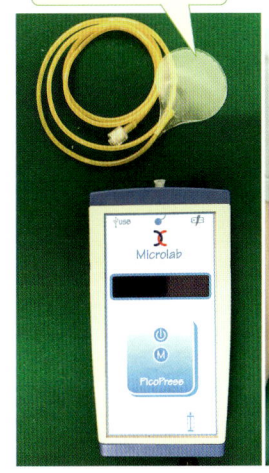
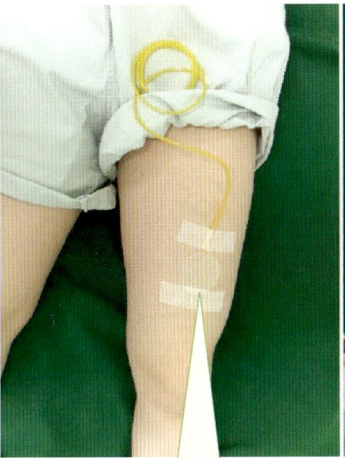
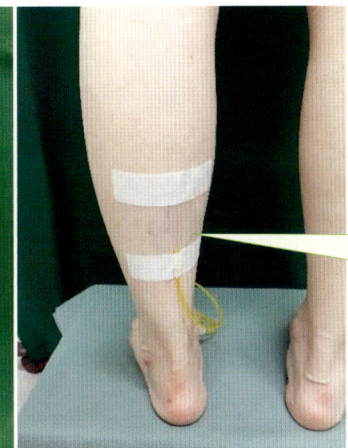

腓腹筋筋腱移行部 B1 点

大腿伸側正中膝蓋骨上縁 10 cm

図7　着圧測定器機，ピコプレス®

うに様々な弾性着衣が市場に出回っているが，どの弾性着衣が個々の症例に適しているか，その選択基準はない．したがって，現在は弾性着衣の選択は個々の経験によるところが大きい．我々の経験では，リンパ機能障害が進むにつれ丸編みストッキングから平編みストッキングへ，また着圧のクラスを上げたり，二重に重ねて履く（図6）必要がある．リンパシンチグラフィによる Maegawa 分類でタイプⅠ，Ⅱは軽症に分類（ISL 病期分類でⅡ期

〜Ⅱ期後期）されるが，丸編みストッキングクラスⅠ，Ⅱで対応が可能である．着圧測定器機（図7）を用いて大腿，下腿での着圧を測定するが，タイプⅡで大腿部の浮腫が比較的強い症例では通常の圧勾配を持つ丸編みストッキングでは着圧が不十分で，クラスⅡ程度の平編みストッキングのオーダーを考え，特に大腿の圧勾配を考慮する．大腿部の着圧で 20〜25 mmHg 程度を目安とする．リンパシンチグラフィでタイプⅢは中等症に分

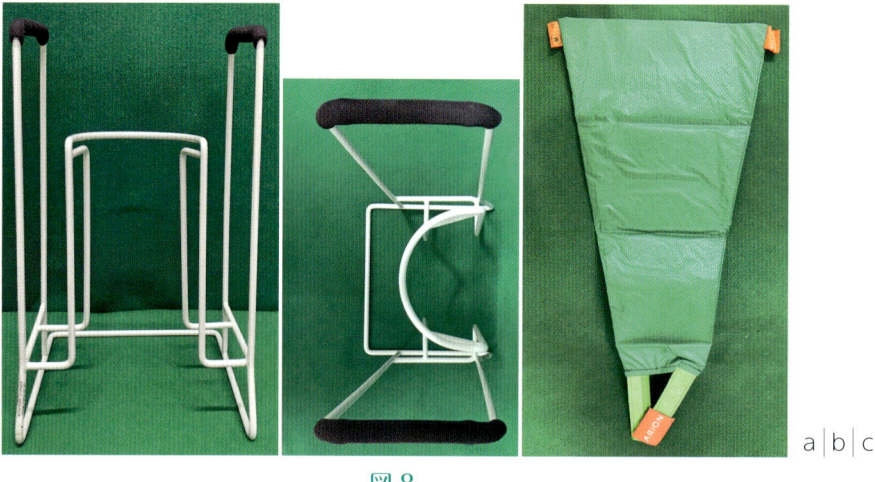

図8
a, b：バトラー．金属のフレームにストッキングをかけて足を通す．
c：スライダー．滑りやすい素材でできている．

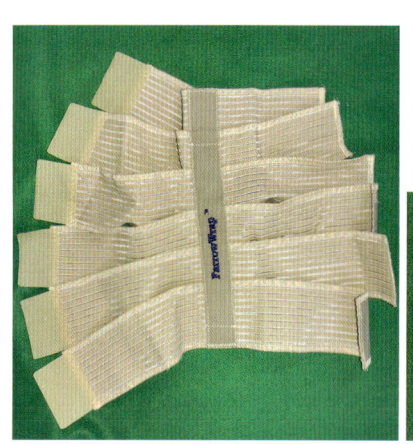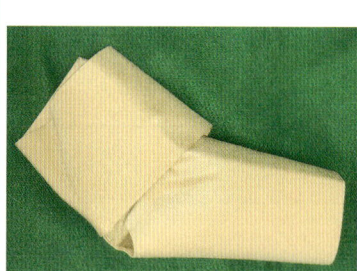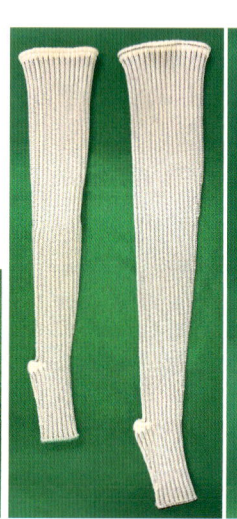

a．ベルクロ式弾性着衣
（大腿，下腿用）

b．ベルクロ式弾性着衣
（足部，足関節用）

c．夜間圧迫着衣

図9　様々な圧迫着衣

類（ISL 病期分類でⅡ期後期）するが，このような症例ではクラスⅡ～Ⅲ程度の平編みストッキングを考慮する．タイプⅢの場合も大腿部，下腿部，あるいは足関節足部のどこで最も浮腫が強いのか，自覚症や実際の周径計測などで判断し，最も強い部分に十分な着圧がかかるよう考慮する．少なくとも下腿B1点で着圧が40 mmHg以上を目安とする．リンパシンチグラフィでタイプⅣ，Ⅴはリンパ機能障害では重症に分類（ISL 病期分類でⅡ期後期～Ⅲ期）され，下腿B1点で50 mmHg以上を目安とする．下腿B1点に50 mmHg以上の着圧がかかるストッキングを用いる場合は，患者が弾性着衣を履くことができるかが大きな問題となる．着用が可能かのおおよその目安になるのが患者の握力である．握力が 20 kg 程度であれば着用が可能であるが，それ以下であったり膝や腰に痛みがあり関節可動域制限がある症例では着用が難しい．バトラーやスライダー（図8）など弾性着衣装着を補助するいくつかの道具を用いたり，それでも難しい場合はベルクロ式弾性着衣（図9-a，b）の着用を考慮する．

　現在，夜間圧迫着衣（図9-c）は昼間に行われる圧迫療法に併用され，効果的に浮腫が軽減する．浮腫軽減に対する永続的効果については不明であ

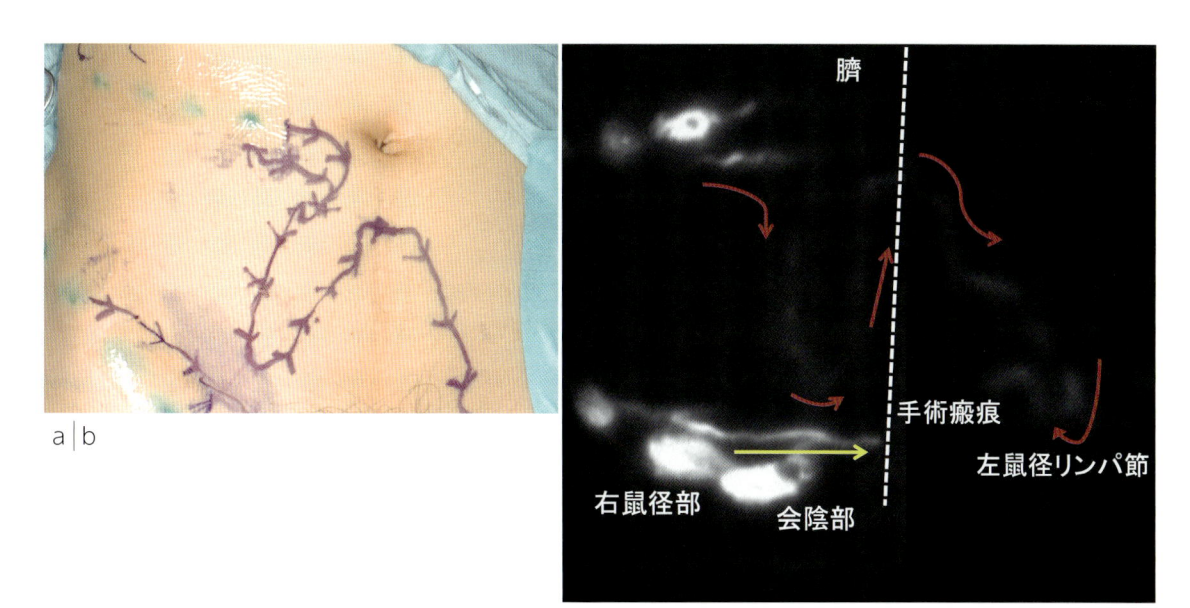

a | b

図 10　子宮がん術後右下肢リンパ浮腫症例
a：右下腹部にインドシアニングリーンを注入し赤外線蛍光リンパ管造影を施行した.
b：右下腹部のインドシアニングリーンは正中の手術瘢痕を越え, 大きく蛇行しながら
　左健側の鼠径リンパ節へ流れ込んでいた.

るが, 少なくとも夜間の装着により翌朝の浮腫軽減効果は明らかである. 我々の施設ではリンパシンチグラフィでタイプⅢ以上の症例に対して, 夜間圧迫着衣の装着を指示している.

2. リンパドレナージ

a) 徒手的リンパドレナージ

　Vodder や Foeldi らにより体系化された施術であり, 基本的には健常者のリンパ解剖に基づく. 最近ではリンパの流れを可視化するインドシアニングリーン(ICG)赤外線蛍光リンパ管造影の登場により, 皮下リンパ管の流れをリアルタイムに描出することが可能となり, 各々のリンパ浮腫症例で本検査が行われている. 著者の経験から, リンパ浮腫では正常なリンパ解剖に則ったリンパの流れに従わず, 様々な側副路を形成することがわかっている. 新たな側副路形成については個々で違いがあり, 様々な要因が影響している. 例えば婦人科がんの治療後に発症した続発性リンパ浮腫で下腹部に放射線治療を受けている症例では下腹部正中を越え健側へ流れる側副路はほとんど形成されないが, 手術のみでリンパ浮腫を発症した症例では, 下腹部正中の手術瘢痕を越えてリンパの側副路が形成され健側鼠径部に流れ込む(図10). より効率的なリンパドレナージを行うため

には, 個々のリンパ側副路に即したドレナージ方法が求められる.

b) 間欠的空気圧マッサージ器について

　本邦においては山崎らが間欠的空気圧マッサージ器を開発した. 間欠的に空気を送気, 脱気できる器械に複数のカフを持つパッドをチューブを介して接続して使用する. 間欠的に患肢に圧を加えることで, 徒手的マッサージと同じ効果を狙っている.

　我々の経験から健常者と軽〜中等症にあたるリンパ浮腫症例では, インドシアニングリーン赤外線蛍光リンパ管造影で間欠的空気圧マッサージ器を用いると表在の集合リンパ管内のリンパはマッサージ器のカフが収縮する際と拡張する際に大きく中枢へ移動することがわかっている. この事実から, 間欠的空気圧マッサージ器は表在のリンパを流す効果があり, 比較的リンパの流れが保たれている中等症までのリンパ浮腫には効果があると思われる. しかし, リンパ浮腫の重症度に応じた適応や, どの程度の圧をかけるのが適応か, また至適な使用時間など, まだ十分にエビデンスが得られていない. 米国では多数のカフを有し, 体幹を含む部位を圧迫できる間欠的空気圧マッサージ器が市販されており, 患者は自宅で好きな時間に患

肢の機械的なマッサージを受けることができるなど多くの利点がある。今後は本器によるリンパ浮腫に対する効果を検証し、本邦でもリンパ浮腫治療に導入することが期待される。

3. 標準的な圧迫療法の確立への試み

通常、集中排液においては多層包帯法により患肢に圧迫をかけて主に皮下組織内に存在する間質液を排液するが、包帯の巻き方や時間とともに包帯のズレが生じることなど、誰でも多層包帯法で十分な効果を出すことは難しい。そこで、我々は誰でもできる圧迫療法を中心とする集中排液の標準化を目指し、空気圧マッサージ器と弾性着衣、簡易圧迫着衣、圧迫下運動療法による集中排液を行っているので、その試みについて触れたい。まず、全体のプロトコル(表1)は、朝の空気圧マッサージ器によるリンパドレナージ、次に弾性着衣と簡易圧迫着衣による圧迫を行うが、この際適切な着圧を得るために着圧測定を行う。その後 圧迫下に病棟内ノルディックウォーキングを行う。さらに就寝時は夜間圧迫着衣の装着を行う(図11)。圧迫療法に関して、多層包帯法ではストッキングなどの弾性着衣で得られる着圧以上の圧迫圧を得ることができる。これに注目し、多層包帯法に近い圧迫を得るような工夫を考え、平編みのクラスⅡ〜Ⅲ程度の弾性着衣をベースに着圧を下腿と大腿で測定し、さらにこの上にベルクロ式弾性着衣または弾性着衣の重ね履きを行っている(図12)。症例の重症度で違いはあるが、ISLの病期分類でⅡ期後期以上であれば目標とする着圧は、下腿で50 mmHg以上、大腿で40〜50 mmHgである(図13)。クラスⅢの弾性着衣であれば、30〜40 mmHg程度の圧が下腿のB1点(腓腹筋、ヒラメ筋腱移行部)で得られ、大腿ではその40〜50%、すなわち、15 mmHg程度の着圧となり、重症例では排液には不十分である。そのため、さらに着圧を負荷するため、ベルクロ式弾性着衣をその上に重ね、着圧を上げる。着圧が上がるために、心血管系に負担が増す場合があるので入院治療として行うことが望ましい。浮腫減少効果は利尿が増し数日で現れる。試みのプロトコルでは治療に関わる人手を減らすことができ、どこでも入手が可能な医療器具を使用するので、リンパ浮腫治療に熟練した人が少ない施設でも施行が可能であると考える。

● 最近の外科療法

リンパ浮腫に対する従来の外科療法の問題点は手術侵襲が大きく術後合併症をきたし十分な治療効果が得られていないことであり、このため外科療法の適応は限られていた。他方、マイクロサージャリー技術、医療器機、材料の発達とともに、外径が0.5 mm以下の脈管を吻合することが可能となり、臨床応用が報告されたが、当時はリンパ管を同定する手段として色素を用いていたため、リアルタイムなリンパの流れを観察することができなかった。新たなモダリティーとして2007年頃より近赤外線カメラによる蛍光リンパ管造影が紹介され、リンパ動態の観察が可能となり一気にマイクロサージャリーによるリンパ管の外科療法が広まった。とりわけリンパ管から静脈にリンパをドレナージするリンパ管静脈吻合術はより生理的で手術侵襲が少ないこと、術後合併症がほとんどなく術創が目立たないなどの利点があり、現在の外科療法の主役となっている。マイクロサージャリーによる他の手術法としてはBaumeisterらがリンパ管移植を報告しているが、手技が煩雑である。また、血管柄付きのリンパ節移植も報告されているが、合併症や結果の安定性についていまだ定まった見解がない。このため、本項ではこのリンパ管静脈吻合術、特に著者が行っているリンパ管静脈側端吻合術の方法や術後成績について報告する。

1. リンパ管静脈吻合術について

リンパシンチグラフィあるいはSPECT-CTリンパシンチグラフィの検査により明らかなリンパ輸送機能障害ならびにリンパ系の機能不全があれば手術適応としている。これは前述したリンパシンチグラフィによる画像診断での重症度評価(Maegawa分類、本書p.4〜6参照)でタイプⅡ、Ⅲ、Ⅳ、Ⅴにあたる(図14, 15)。著者の経験ではタイプⅢ、Ⅳが最も皮下の集合リンパ管をみつけ、吻

表1 著者が行っている入院での保存治療プロトコル
赤：保存療法　　青：測定

時刻	入院集中排液プロトコル
8：00	朝食 空気圧マッサージ 40 分
10：00	周径測定ピコプレス® 貼布（下腿・大腿） 弾性ストッキング着用・ベルクロ式弾性着衣装着・着圧測定 病棟内ノルディックウォーキング・着圧測定
12：00	昼食
15：00	着圧測定・運動療法（リハビリテーション室）40 分体幹・四肢
16：00	着圧測定・弾性ストッキング外す シャワー浴
17：00	夕食
19：00	空気圧マッサージ 40 分，夜間圧迫着衣着用
21：00	消灯

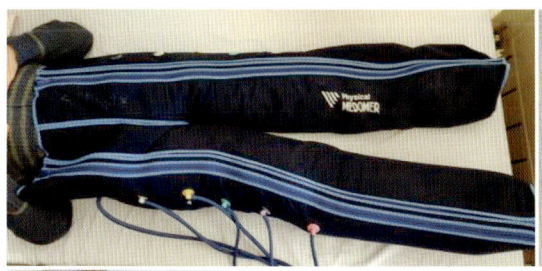
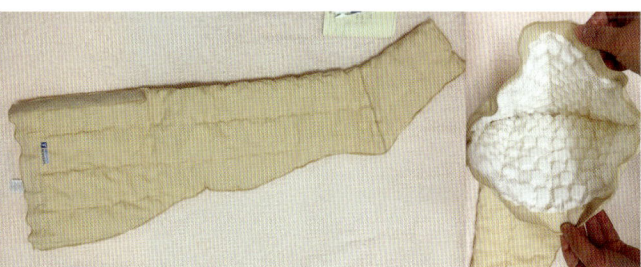
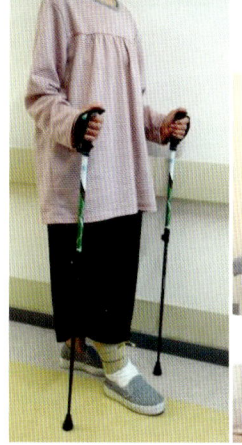
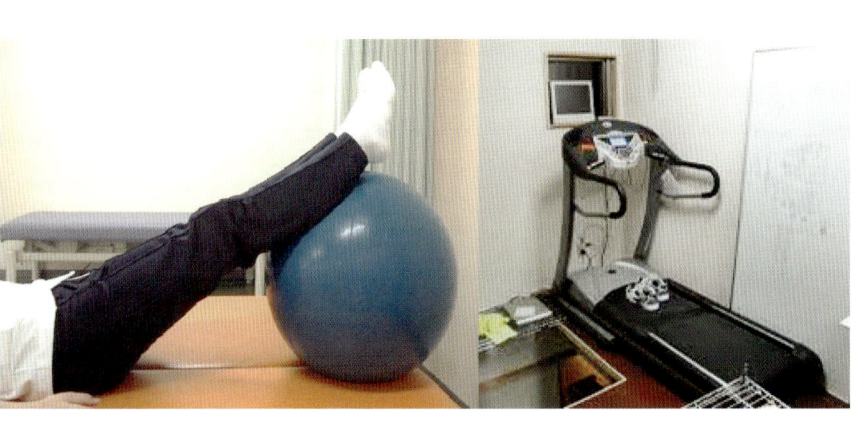

図 11
a：間欠的空気圧マッサージ器　　　　b：夜間圧迫着衣
c：病棟内ノルディックウォーキング　　d：運動療法

合しやすい．また，術後の吻合部開存率が良い
ようである．術前の検査としてインドシアニング
リーン赤外線蛍光リンパ管造影は有用であるが，
すべての症例で行っているわけではない．その
理由は，手術適応を決めるのにはリンパシンチ
グラフィで十分であり，インドシアニングリーン
赤外線蛍光リンパ管造影は手術直前に実際の皮下

リンパ管走行を捉えるのに用いるからである．た
だ，例外もあり，リンパシンチグラフィでタイプ
Ｖを示した症例で実際の臨床所見と異なる症例
（例えばタイプＶでも大腿の浮腫が強くない例）で
は，インドシアニングリーン赤外線蛍光リンパ管
造影でインドシアニングリーンを足関節のやや近
位に注入し，通常のリンパシンチグラフィで描出

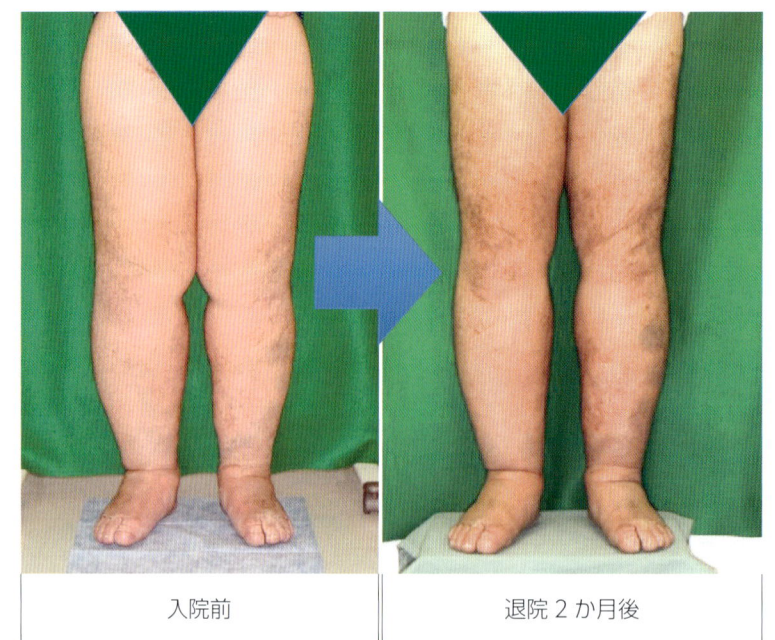

	入院時	退院時	退院後2か月
弾性ストッキング（左右）	平編み　4L	平編み　3L	平編み　LL，丸編み3Lを重ね履き
左右下腿着圧	弾性ストッキング＋ベルクロ式弾性着衣50〜59mmHg	ストッキング採寸	ストッキング重ね履き50mmHg
左右大腿着圧	弾性ストッキング＋ベルクロ式弾性着衣30〜39mmHg		ストッキング重ね履き50mmHg
就寝時	夜間圧迫着衣	夜間圧迫着衣	夜間圧迫着衣

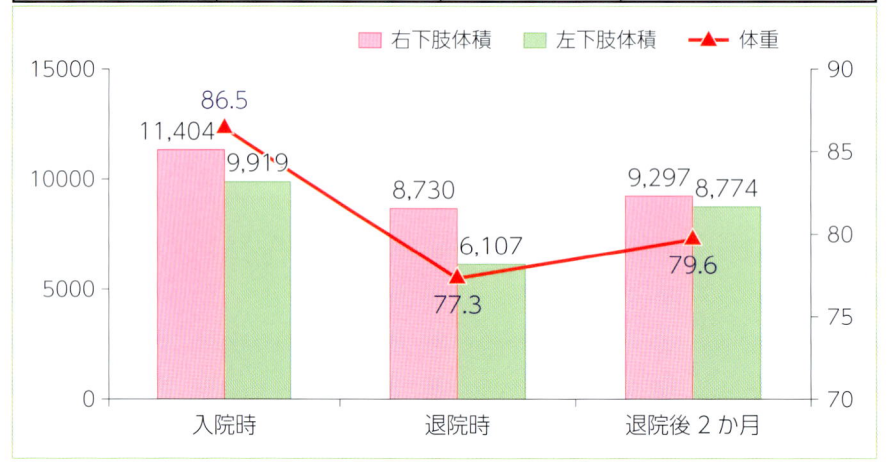

図 12　40 歳代，両側性原発性リンパ浮腫（2 週間入院例）　$\frac{a}{\frac{b}{c}}$

　　　a：症例写真
　　　b：使用した弾性着衣のサイズと着圧
　　　c：両下肢の体積と体重の変化

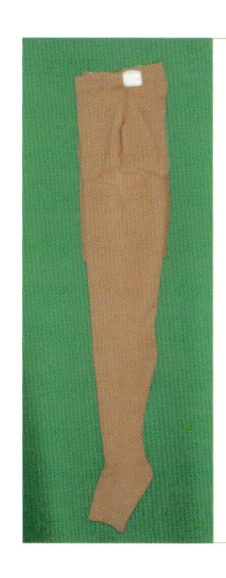 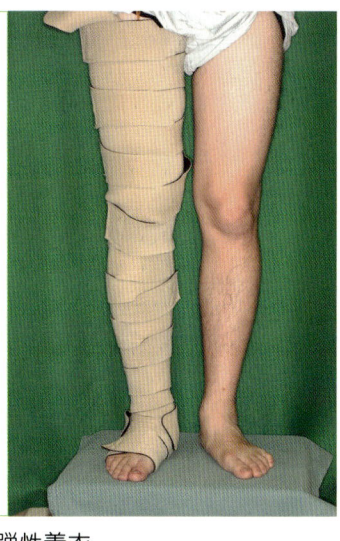

大腿：40〜50 mmHg
下腿：50 mmHg 以上
の着圧を維持

図13 弾性着衣＋ベルクロ式弾性着衣

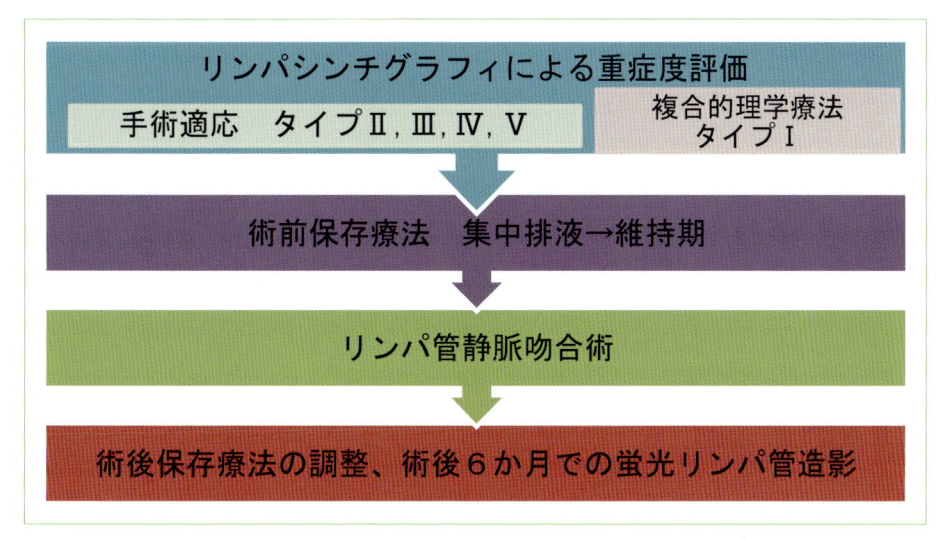

リンパシンチグラフィによる重症度評価

| 手術適応　タイプII, III, IV, V | 複合的理学療法
タイプI |

術前保存療法　集中排液→維持期

リンパ管静脈吻合術

術後保存療法の調整、術後6か月での蛍光リンパ管造影

図14 著者の外科療法と理学療法によるリンパ浮腫治療プロトコル

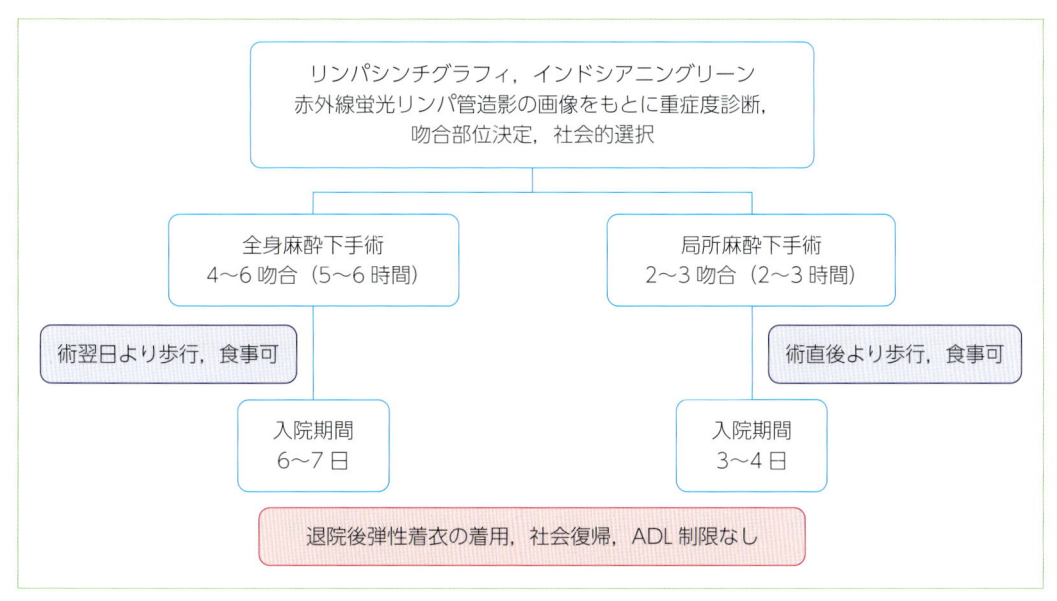

リンパシンチグラフィ，インドシアニングリーン
赤外線蛍光リンパ管造影の画像をもとに重症度診断，
吻合部位決定，社会的選択

全身麻酔下手術
4〜6吻合（5〜6時間）

局所麻酔下手術
2〜3吻合（2〜3時間）

術翌日より歩行，食事可

術直後より歩行，食事可

入院期間
6〜7日

入院期間
3〜4日

退院後弾性着衣の着用，社会復帰，ADL制限なし

図15 著者のプロトコルにおける周術期管理の実際

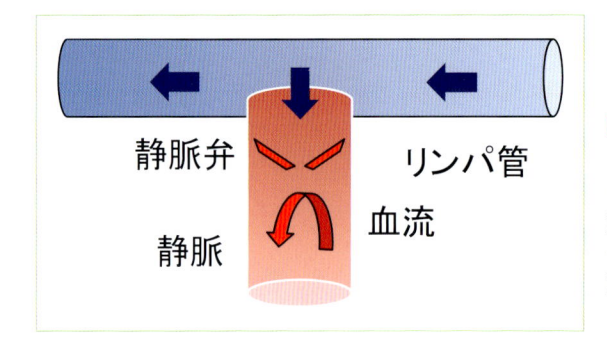

図16
リンパ管静脈側端吻合術
リンパはリンパ管を末梢から中枢へ流れ，また吻合部から静脈へも流れる．静脈弁が機能していると静脈逆流は少ない．

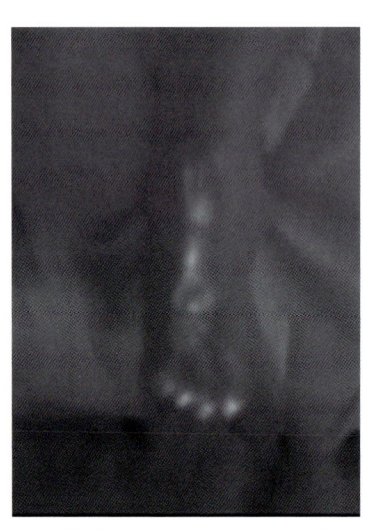

図17　術中のインドシアニングリーン赤外線蛍光リンパ管造影

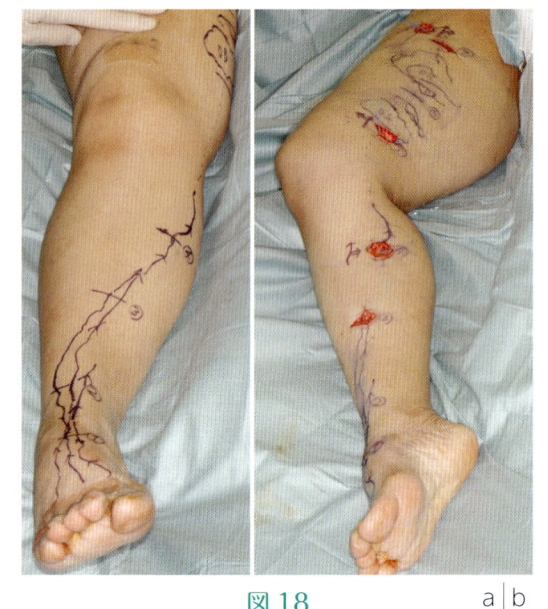

図18　　　　　　　　　　　　a｜b
a：インドシアニングリーン赤外線蛍光リンパ管造影により皮下のリンパ管をマーキング
b：マーキングに沿ってリンパ管静脈吻合術を施行

されない可能性があるリンパ管を術前に把握する場合がある．

a）吻合様式

　リンパ管静脈吻合術にはいくつかの吻合様式がある．端々吻合術は最も一般的に行われていると思われるが，吻合部の閉塞の可能性も考慮しなくてはならない．リンパ管静脈側端吻合術では吻合部の閉塞が生じても静脈側の閉塞に留まり，もとのリンパ流を阻害する危険性は少ないと考えられ，著者はリンパ管静脈側端吻合術（図16）を多用し，術後の吻合部開存や浮腫改善についての知見を得ている．

b）手術適応

　手術適応は我々が提唱しているリンパシンチグラフィの画像分類でタイプⅡ〜Ⅴであり，リンパ流の中枢に閉塞あるいは狭窄がある症例である．特にタイプⅡ，Ⅲでは足部，下腿，大腿で，タイプⅣでは下腿でトレーサーが線状あるいは皮膚逆流現象としてみられ，良い手術適応と考える．

c）術前の保存療法

　術前に保存療法として複合的理学療法を行うことで十分に患肢の皮膚・皮下組織を柔らかくし，皮下組織の水分量を減らすことで術中にリンパ管をみつけやすくすることができる．保存療法で十分な排液を行い維持期に移行した段階で手術を行う．

d）手術の実際

　手術は基本的に背臥位で行う．次に皮下集合リンパ管を同定するためにインドシアニングリーン赤外線蛍光リンパ造影を行う．インドシアニング

リーンを手，あるいは足の趾指間の皮内に注入後，直ぐに注入部をマッサージし近赤外線カメラを用いて皮下のリンパ管をマーキングする．リンパ管内のインドシアニングリーンは線状の蛍光として捉えることができ皮静脈は黒く映る．この線状蛍光として映るリンパ管と，黒く映る皮静脈が交差する部位を皮膚切開部とする（図17，18）．インドシアニングリーンを注入する際に5%パテントブルーも同様に注入するとリンパ管が青色に染まり視覚的にリンパ管を確認することができ，手術時間の短縮につながる．皮膚切開後，皮下組織の剝離はすべて顕微鏡下で行う．著者の経験から，下肢の皮下集合リンパ管外径は0.3〜0.5mm程度なので，吻合には顕微鏡を用いて術野を20倍程度に拡大する必要がある．使用する縫合糸は主に11-0針付きナイロン糸で，リンパ管や静脈の内腔を確認するためにステントとして6-0や7-0ナイロン糸を管腔内に挿入する．縫合はリンパ管静脈側端吻合で静脈外径が0.5mm，リンパ管外径が0.3mmであれば8針程度の結節縫合を行う（図19）．全身麻酔下での手術では一肢について4〜6吻合を行っている．

e）リンパ管静脈吻合術の効果

　リンパ管静脈吻合術の効果を論じる際に重要な点は，吻合の開存確認と実際の浮腫軽減効果の検証である．まず術後吻合部開存についてであるが，開存を直接確認するためにインドシアニングリーン赤外線蛍光リンパ管造影を行っている．リンパ管から静脈へリンパが流れるとインドシアニングリーンを含み蛍光を発する．リンパは静脈血でやや薄まりながらリンパ管より多くの枝を出す静脈内を中枢へ流れ去る．この流れはリンパ管内の流れよりも通常早く流れるので吻合部開存の判定が可能である．しかし，インドシアニングリーン赤外線蛍光リンパ管造影は近赤外線の深達に限界があり，線維化の強い症例や皮下脂肪層が厚い例，部位では吻合部の開存を確認することができない．確認し得た範囲で吻合部開存を検証すると，開存率は術後経過とともに徐々に低下し，30〜40%である．例えば5吻合の手術であれば2吻合ほどが開存していると考えられる．また，術

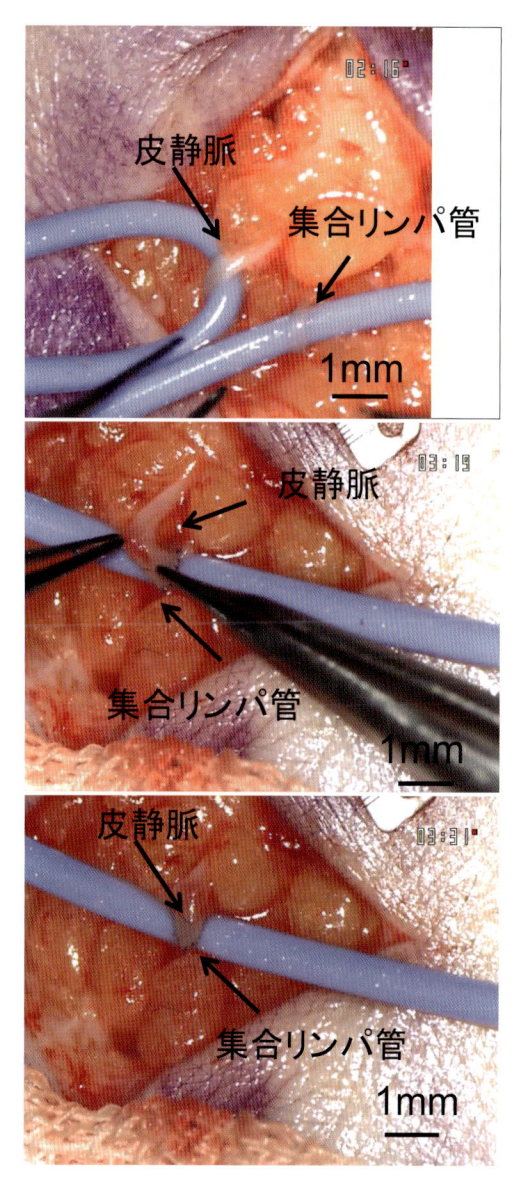

図19　リンパ管静脈吻合術中の顕微鏡写真
リンパ管の外径は約0.4mm，静脈は約0.8mm程度．10-0針付きナイロン糸で吻合

後4年を超える症例で中長期の吻合部開存を確認しており（図20），その臨床効果も検証されている．

　次に術後浮腫軽減効果について，まずリンパ管静脈吻合術後の複合的理学療法については，約半年は術前と同様の内容で継続をする．この条件で下肢リンパ浮腫について術後の体積減少量を検討すると，術前の複合理学療法で約500ml，その後の外科療法で約100mlと有意に体積の減少が認

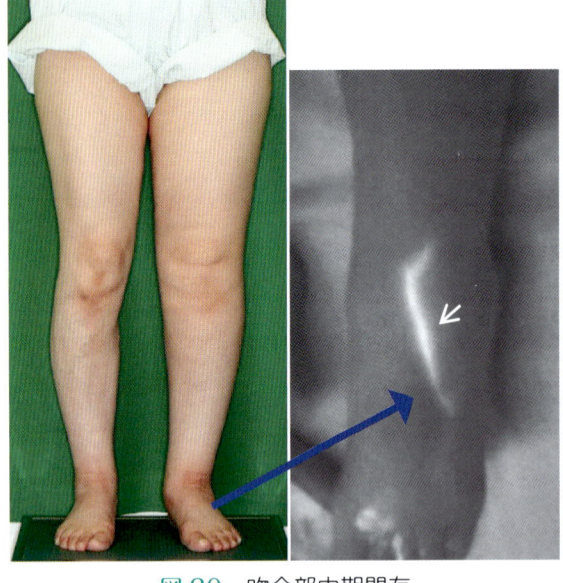

図20　吻合部中期開存

59歳，女性．子宮がん術後に左下肢リンパ浮腫を認める．術後4年2か月時にインドシアニングリーン赤外線蛍光リンパ管造影を行ったところ，足背の吻合部でリンパが静脈へ流入していた．

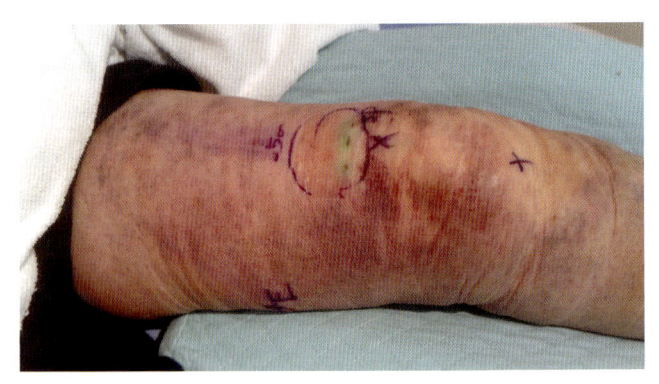

図21

リンパ管静脈吻合術翌日に膝，大腿にかけて皮下出血斑を認めた．

められた．体積減少効果からみると複合的理学療法，特に弾性着衣による圧迫がより体積減少に貢献していると考えられるが，著者の経験から，ある程度手術によりリンパのドレナージがなされると患肢が柔らかくなり改善を自覚する症例が多く，術後に蜂窩織炎などリンパ浮腫が原因で生じる炎症の頻度が減少するか，あるいは治まる．また，乳がん治療後に生じる上肢リンパ浮腫例ではおよそ半数で術後に弾性着衣の着用をせずに日常生活を送っており，多くの症例での保存療法が軽減している．

f）術後合併症

創部の問題として創治癒不全・創離開，リンパ瘻などが起こり得るが稀であり，また多くは保存的に治癒する．ただし重度の浮腫があるケースではそれらのリスクが上がるため，術前の保存療法で少しでも浮腫を改善させておくなど配慮が必要である．

吻合したリンパ管が閉塞すると術前よりむしろ浮腫が増悪する可能性がある．しかし側端吻合を選択すれば本来のリンパ管の流れが維持されるため，その回避につながると考えており，実際悪化したケースはほとんど経験していない．また，吻合部を介して静脈からリンパ管へ血液が逆流することが起こり得る．静脈の中枢断端を使用すれば通常は静脈弁があるためブロックされるが，弁不全があるときや使用する静脈によっては逆流を起こす．そのような場合には術後に切開部周囲の皮膚が網状に赤褐色を呈することがあるが，自然に改善し問題となることは少ない（図21）．

❖参考文献

1) Yamamoto, R., Yamamoto, T. : Effectiveness of the treatment-phase of two-phase complex decongestive physiotherapy for the treatment of extremity lymphedema. Int J Clin Oncol. **12**(6) : 463-468, 2007.

2) Liao, S. F., Li, S. H., Huang, H. Y. : The efficacy of complex decongestive physiotherapy(CDP)and predictive factors of response to CDP in lower limb lymphedema(LLL)after pelvic cancer treatment. Gynecol Oncol. **125**(3) : 712-715, 2012.

3) O' Brien, B. M., Sykes, P., Threlfall, G. N., et al. : Microlymphaticovenous anastomoses for obstructive lymphedema. Plast Reconstr Surg. **60** : 197-211, 1977.

4) Huang, G. K., Hu, R. Q., Liu, Z. Z., et al. : Microlymphaticovenous anastomosis in the treatment of lower limb obstructive lymphedema : analysis

of 91 cases. Plast Reconstr Surg. **76**：671-685, 1985.

5）Campisi, C.：Use of autologous interposition vein graft in management of lymphedema：preliminary experimental and clinical observations. Lymphology. **24**：71-76, 1991.

6）Koshima, I., Inagawa, K., Urushibara, K., et al.：Supermicrosurgical lymphaticovenular anastomosis for the treatment of lymphedema in the upper extremities. J Reconstr Microsurg. **16**：437-442, 2000.

7）O' Brien, B. M., Mellow, C. G., Khazanchi, R. K., et al.：Long-term results after microlymphaticovenous anastomoses for the treatment of obstructive lymphedema. Plast Reconstr Surg. **85**：562-572, 1990.

8）Campisi, C., Boccardo, F., Zilli, A., et al.：Long-term results after lymphatic-venous anastomoses for the treatment of obstructive lymphedema. Microsurgery. **21**：135-139, 2001.

9）Koshima, I., Nanba, Y., Tsutsui, T., et al.：Long-term follow-up after lymphaticovenular anastomosis for lymphedema in the leg. J Reconstr Microsurg. **19**：209-215, 2003.

10）Campisi, C., Davini, D., Bellini, C., et al.：Lymphatic microsurgery for the treatment of lymphedema. Microsurgery. **26**：65-69, 2006.

11）Maegawa, J., Yabuki, Y., Tomoeda, H., et al.：Outcomes of lymphaticovenous side-to-end anastomosis in peripheral lymphedema. J Vasc Surg. **55**：753-760, 2012.

12）Maegawa, J., Hosono, M., Tomoeda, H., et al.：Net Effect of Lymphaticovenous Anastomosis on Volume Reduction of Peripheral Lymphoedema after Complex Decongestive Physiotherapy. Eur J Vasc Endovasc Surg. **43**：602-608, 2012.

13）前川二郎, 三上太郎, 山本 康ほか：リンパ浮腫治療の新しい展開. 四肢慢性リンパ浮腫に対する外科療法と保存療法による新たな治療戦略. リンパ学. **34**：28-31, 2011.

14）矢吹雄一郎, 前川二郎, 開田恵理子ほか：リンパ浮腫治療の新しい展開. リンパ管静脈側端吻合術における late patency の検討. リンパ学. **34**：24-27, 2011.

15）前川二郎, 鮑 智伸, 山本 康ほか：リンパ浮腫の外科的治療. リンパ管静脈吻合術における機能的リンパ管同定の工夫—術前リンパシンチグラフィと術中二重色素造影法について—. リンパ学. **33**：27-30, 2010.

16）Baumeister, R. G., Siuda, S.：Treatment of lymphedemas by microsurgical lymphatic grafting：what is proved? Plast Reconstr Surg. **85**：64-74, 1990.

17）Lin, C. H., Ali, R., Chen, S. C., et al.：Vascularized groin lymph node transfer using the wrist as a recipient site for management of postmastectomy upper extremity lymphedema. Plast Reconstr Surg. **123**(4)：1265-1275, 2009.

18）Althubaiti, G. A., Crosby, M. A., Chang, D. W.：Vascularized supraclavicular lymph node transfer for lower extremity lymphedema treatment. Plast Reconstr Surg. **131**(1)：133e-135e, 2013.

19）Viitanen, T. P., Mäki, M. T., Seppänen, M. P., et al.：Donor-site lymphatic function after microvascular lymph node transfer. Plast Reconstr Surg. **130**：1246-1253, 2012.

III

リンパ浮腫のケーススタディ
下肢，下腹部，陰部

Ⅲ　リンパ浮腫のケーススタディ

下肢，下腹部，陰部

続発性/婦人科がん

症例1　軽症　リンパシンチグラフィタイプⅠ　両下肢

症　例

女性．子宮がん術後．リンパシンチグラフィタイプⅠ，両下肢

経　過

42歳11か月時	子宮がんの診断で準広汎性子宮全摘術，両側卵巣卵管摘除術，骨盤リンパ節郭清術を施行．術後の放射線治療・化学療法はなし．
43歳8か月時	左下肢に浮腫を認める．
45歳10か月時	治療院で圧迫治療を開始した．
47歳8か月時	当科初診．リンパシンチグラフィではタイプⅠ（両下肢）
50歳4か月時	右下肢の浮腫を自覚した．
50歳5か月時	左下肢リンパ管静脈吻合術（6切開5吻合）を施行した．
53歳1か月時	SPECT-CTリンパシンチグラフィを施行した．

● **症例写真**

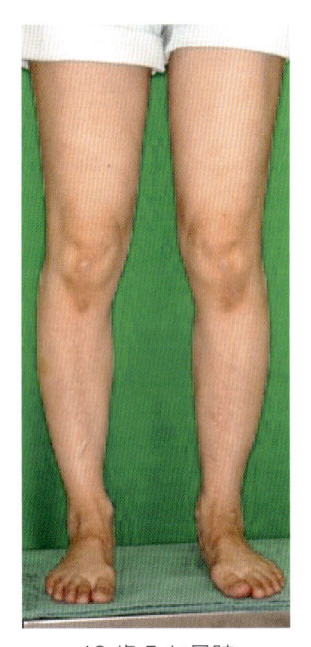

49歳5か月時

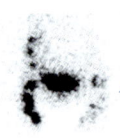

左鼠径リンパ節の描出が弱い．

明らかな皮膚逆流現象は認めない．

右　　　左

48歳1か月時

Ⓟoint!

両下肢続発性リンパ浮腫で軽症例．リンパシンチグラフィでは両下肢ともタイプⅠで，左鼠径部のリンパ節の描出が低下している．リンパ管静脈吻合術を施行するとリンパ管の軽度の肥厚を認めた．経過は良好で弾性着衣（丸編みストッキングクラスⅠ）でコントロール可能である．

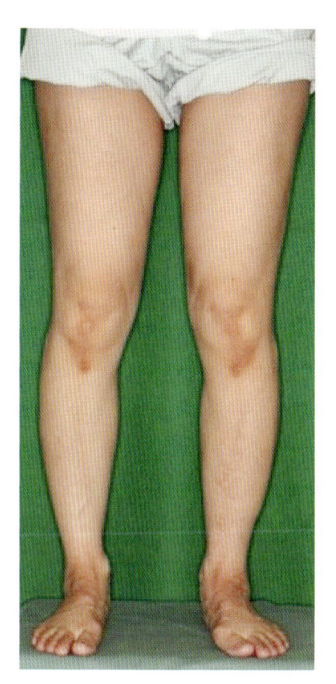

50 歳 1 か月時

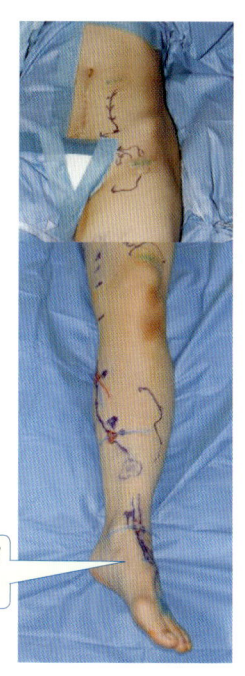

浮腫は軽度だがリンパ管の壁の肥厚を認めた.

50 歳 5 か月
リンパ管静脈吻合術施行
（6 切開 5 吻合）

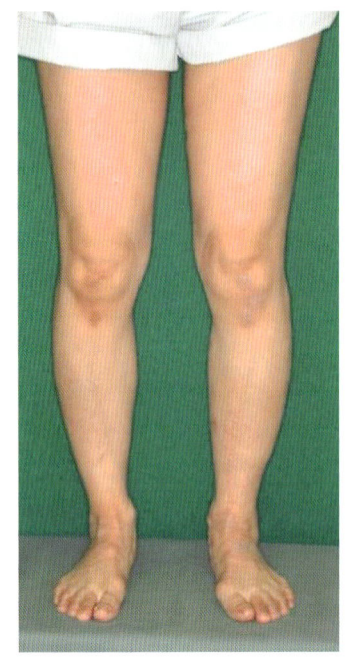 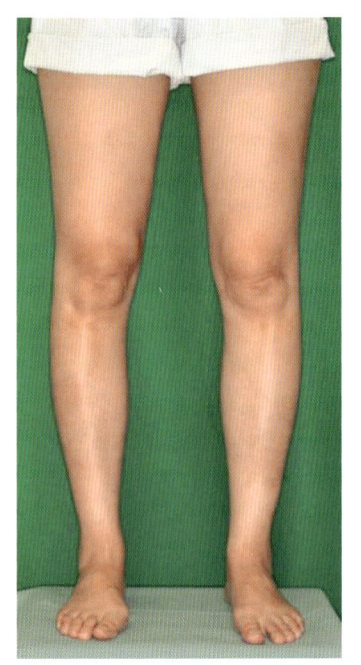

50歳7か月　　　　　　　53歳5か月

左下肢の術後経過は良好であったが，右下肢の浮腫を自覚し徐々に増悪した．リンパ機能の精査を行うために53歳時にSPECT-CTリンパシンチグラフィを施行した．

● 画像診断

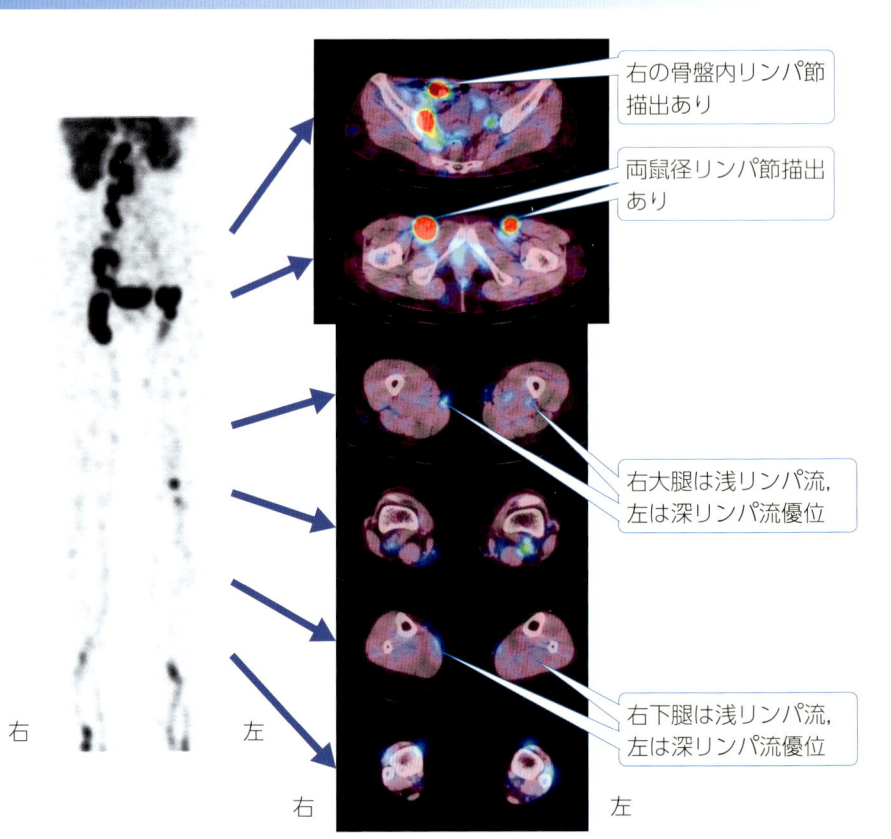

右の骨盤内リンパ節描出あり

両鼠径リンパ節描出あり

右大腿は浅リンパ流，左は深リンパ流優位

右下腿は浅リンパ流，左は深リンパ流優位

右　　　　　　左

右　　　　　　左

53歳1か月
右タイプⅠ，左タイプⅠで，前回施行した48歳時のリンパシンチグラフィと比較して大きな変化はないが，今回のSPECT-CTリンパシンチグラフィでは深リンパ流が機能している．

● 経過

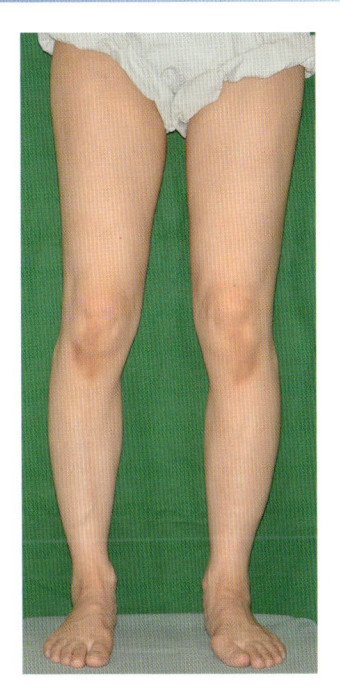

55 歳 0 か月時

弾性着衣(丸編みストッキングクラスⅠ，サイズ SS) を装着しているが，最も低圧のタイプを使用し，日常生活は問題ない．また，蜂窩織炎を起こさず両下肢の周径に大きな変化はなく安定している.

Ⅲ リンパ浮腫のケーススタディ

下肢，下腹部，陰部

続発性/婦人科がん

症例2　軽症　リンパシンチグラフィタイプⅡ　両下肢，陰部，下腹部

症例
女性．子宮頸がん術後．リンパシンチグラフィタイプⅡ，両下肢，陰部，下腹部に浮腫あり．

経過

30歳9か月時	子宮頸がんの診断で手術を受け，放射線治療を行った．
31歳時	左下肢の浮腫を自覚した（他院で行ったリンパシンチグラフィではタイプⅠ）．
32歳時	右下肢の浮腫も自覚した．
33歳時	当科紹介となった．
41歳時	初診時，浮腫を両大腿に認めたが，下腿には浮腫を認めず，圧迫治療を継続する方針とした．この時のリンパシンチは両側ともタイプⅡであった．その後は大きな変化なく経過した．
45歳時	左下肢の蜂窩織炎を起こし，陰部のリンパ瘻を認めるようになった．
46歳1か月時	陰部リンパ浮腫に対しリンパ管静脈吻合術（3吻合）を施行した．

● 症例写真

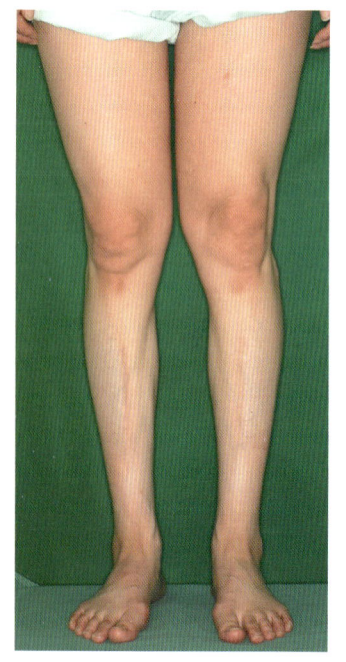

41歳5か月時

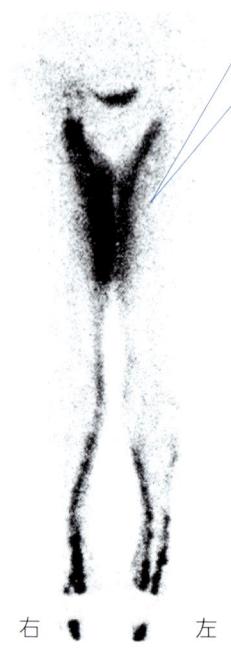

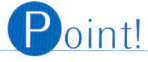

右　　　左

42歳8か月時

両側大腿内側に皮膚逆流現象を認め，それぞれタイプⅡであった．

Ⓟoint!

両下肢リンパ浮腫で，当初はリンパシンチグラフィタイプⅠであったが，10年の経過で徐々にリンパ機能障害が進みタイプⅡとなり，その5年後に陰部リンパ瘻を生じた．長期的にリンパ機能障害が進行したケースである．また，両側例では陰部の浮腫をきたすことがあるので注意する．

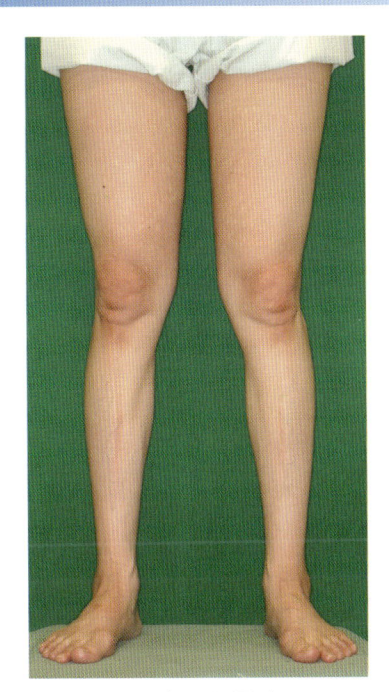

46 歳 0 か月時
両下肢の浮腫は大きな変化なし.

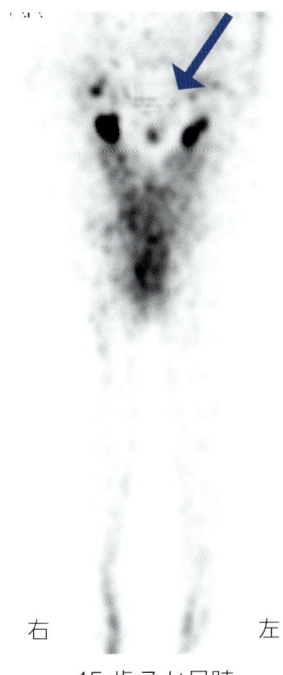

右　　　　　左

45 歳 7 か月時
陰部の浮腫がやや増悪したため, リンパ
シンチグラフィを再び施行した.
42 歳時と 45 歳時のリンパシンチ
グラフィを比較すると皮膚逆流現象の形
成部位に変化はないが, 陰部にトレー
サーの集積(矢印)を認める.

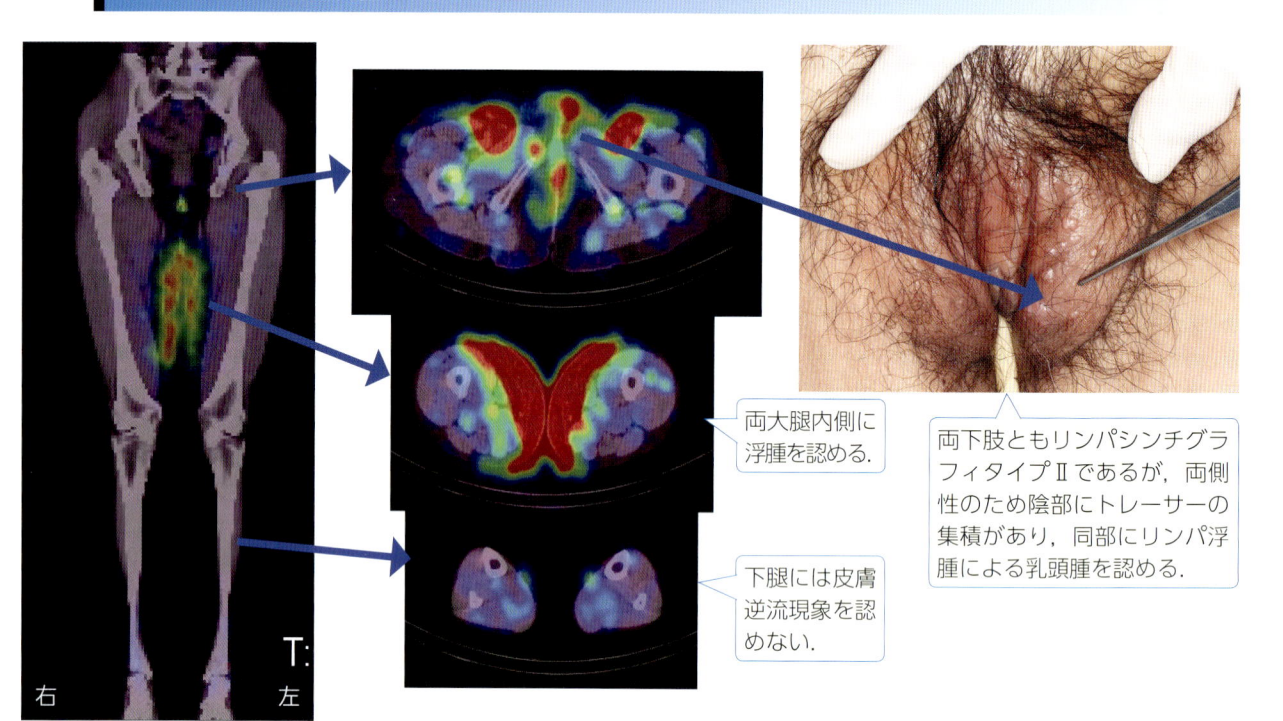

両大腿内側に浮腫を認める.

下腿には皮膚逆流現象を認めない.

両下肢ともリンパシンチグラフィタイプⅡであるが,両側性のため陰部にトレーサーの集積があり,同部にリンパ浮腫による乳頭腫を認める.

右　　T:　　左

Ⓟoint!

下肢のリンパ浮腫は足部や下腿に認めず両側の大腿部のみで中等度である.しかし,両側下肢に浮腫を認める例では陰部や下腹部に浮腫をきたすので注意が必要である.

● 術中写真

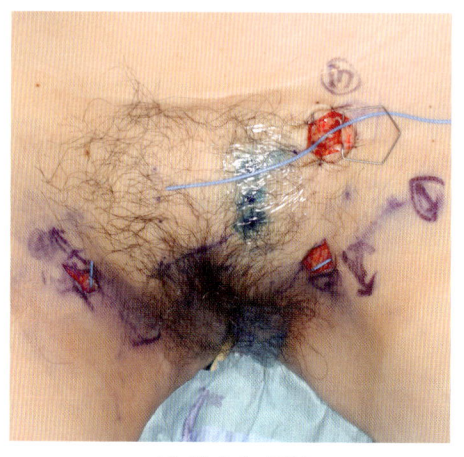

46 歳 1 か月時
鼠径部,下腹部でリンパ管静脈吻合術 (3 吻合) を施行した.

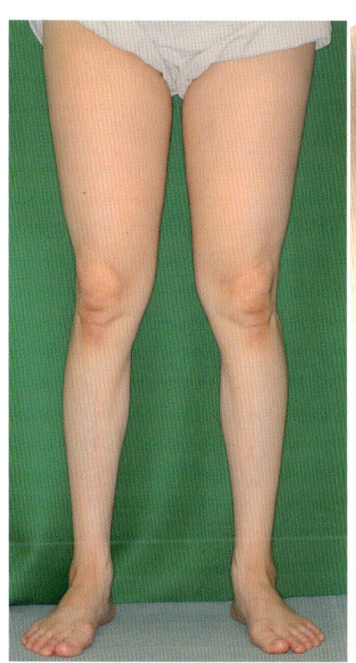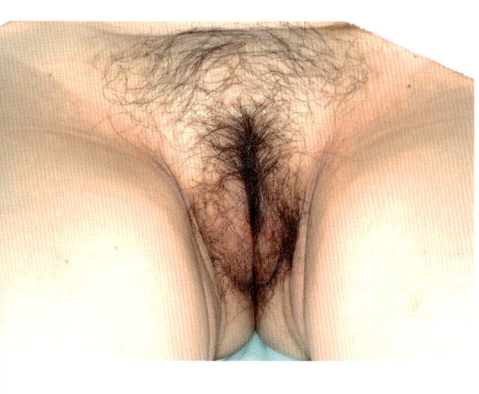

48 歳 4 か月時
術後 2 年 2 か月，両下肢の浮腫は変化なし．陰部のリンパ瘻は軽減した．

Ⅲ リンパ浮腫のケーススタディ

下肢, 下腹部, 陰部

続発性/婦人科がん

症例 3　中等症　リンパシンチグラフィタイプⅢ　右下肢

症例

女性. 子宮がん術後. リンパシンチグラフィタイプⅢ, 右下肢. 手術から 5 年して吻合部が開存していた症例

経過

54 歳時	子宮体がんの診断で子宮切除, 骨盤内リンパ節郭清を施行し, 術後に放射線治療を受けた.
68 歳時	右下肢の浮腫で近医を受診した.
69 歳時	蜂窩織炎を起こし治療院でマッサージを受けていた.
70 歳時	リンパ浮腫の手術の可能性について当科紹介となった.
71 歳時	右下肢のリンパ管静脈吻合術 (6 吻合) を施行した. 後術 8 か月でのインドシアニングリーン赤外線蛍光リンパ管造影で右足部の吻合部で開存を認めた.
76 歳時	術後 5 年 6 か月のインドシアニングリーン赤外線蛍光リンパ管造影でも右足部の吻合部で開存を認めた.

● 症例写真

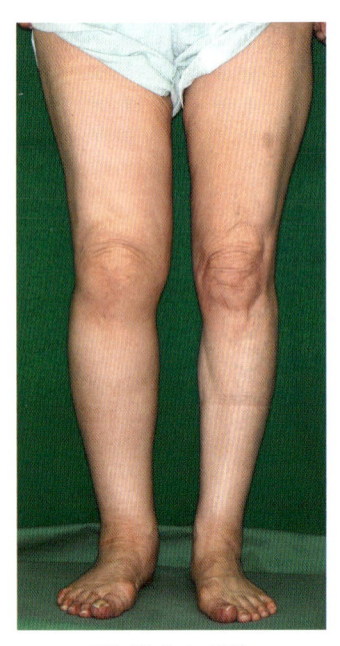

70 歳 5 か月時

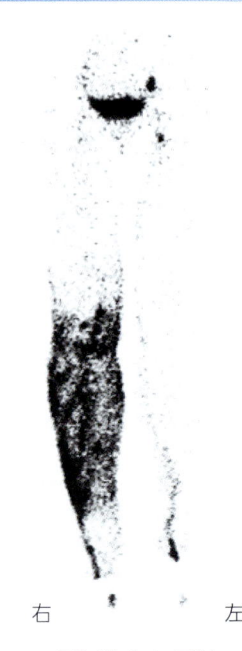

右　　　　左

70 歳 6 か月時
トレーサー注入後 2 時間して
スキャンを行った. 右下肢を
中心に皮膚逆流現象を認める.

Ⓟoint!

続発性下肢リンパ浮腫症例で, 右下肢は中等症であり, リンパ管静脈吻合術により浮腫は軽減した. 術後長期 (5 年以上) で吻合部が開存しており, 浮腫の症状はよくコントロールされている.

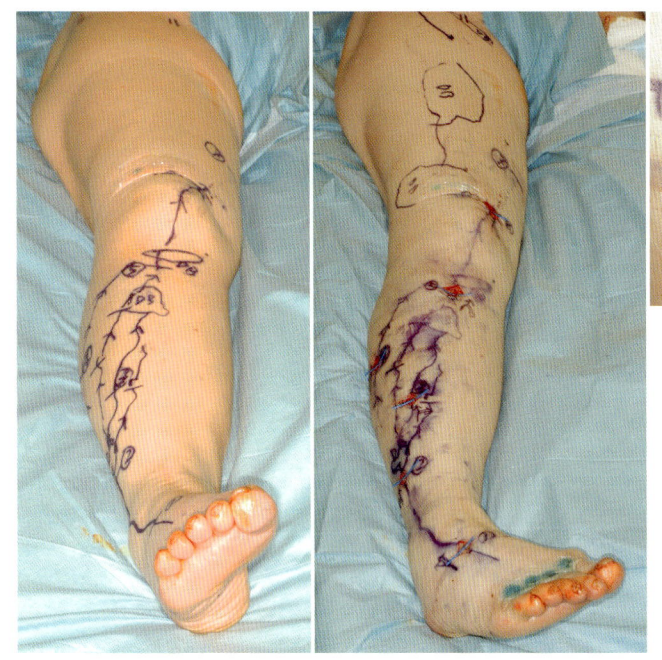
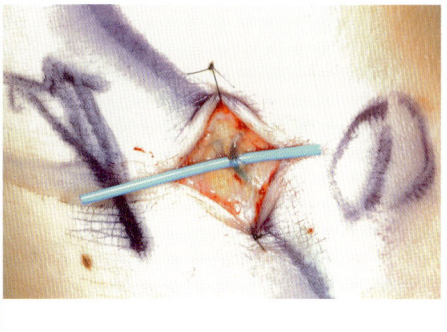

71歳0か月時
リンパ管静脈吻合術（6吻合）施行

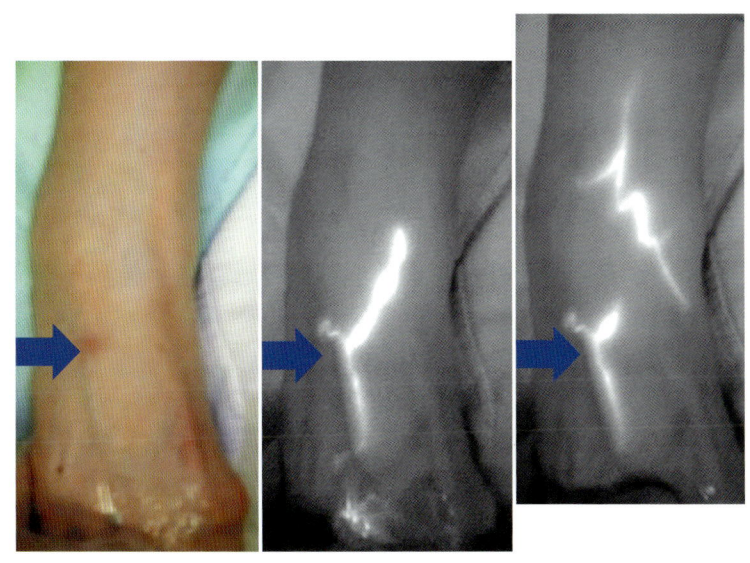

術後8か月時のインドシアニングリーン赤外線蛍光リンパ管造影
足背吻合部（矢印）でリンパ管から静脈への開存を認める．リンパが静脈へ
流れると分枝した静脈が描出される．

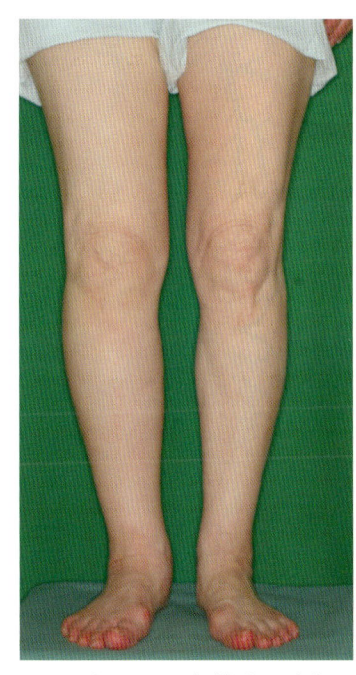

73歳0か月時（術後2年）

Ⅲ リンパ浮腫のケーススタディ

下肢，下腹部，陰部

続発性/婦人科がん

症例4　中等症　リンパシンチグラフィタイプⅣ　両下肢

症例

女性．卵巣がん術後．リンパシンチグラフィタイプⅣ，両下肢．リンパ管静脈吻合術を施行し，吻合部の開存を認めた．

経過

58歳時	卵巣がん手術（広汎子宮全摘とリンパ節郭清）を施行した．
68歳時	リンパ浮腫を認めた．
73歳時	保存療法を開始した，その後2回の蜂窩織炎を起こした．
74歳時	左下肢にリンパ管静脈吻合術（7切開6吻合）を施行した．
76歳時	右下肢に蜂窩織炎を起こす．
77歳時	両大腿に蜂窩織炎を認める．
78歳時	軽度の圧迫で浮腫のコントロールは良好である．

● 症例写真

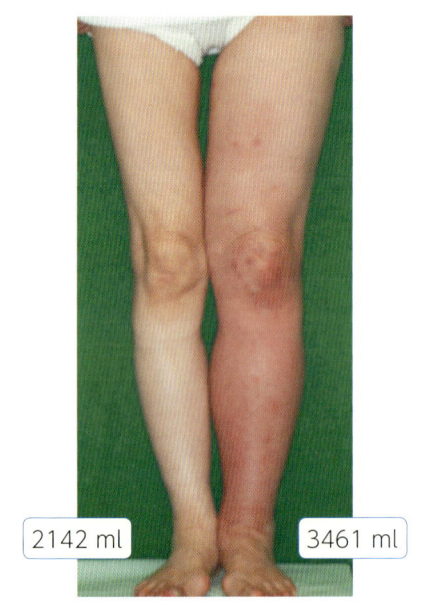

2142 ml　　3461 ml

73歳5か月時
数字は下肢の容積を表す．

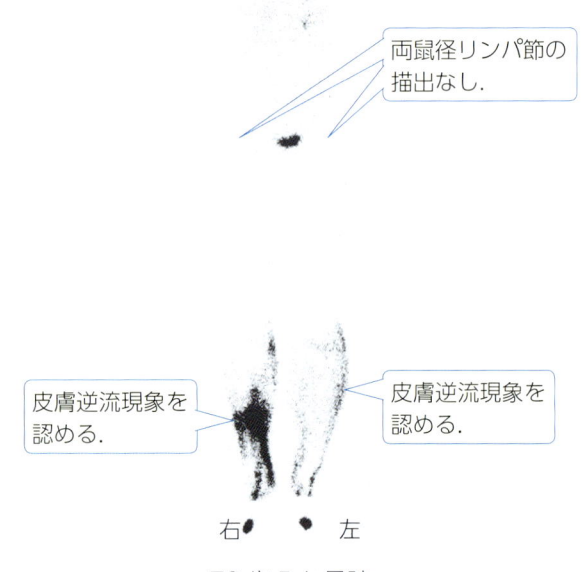

両鼠径リンパ節の描出なし．

皮膚逆流現象を認める．

皮膚逆流現象を認める．

右　　左

73歳5か月時

Ｐoint!

リンパ管静脈吻合術有効例．リンパシンチグラフィでは両下肢ともタイプⅣであったが，症状は左下肢の浮腫であり，左下肢に対してリンパ管静脈吻合術を施行した．その後に右下肢の浮腫をきたした．健側にリンパシンチグラフィである程度のリンパ機能障害を認める場合，経過で浮腫が顕在化することがある．

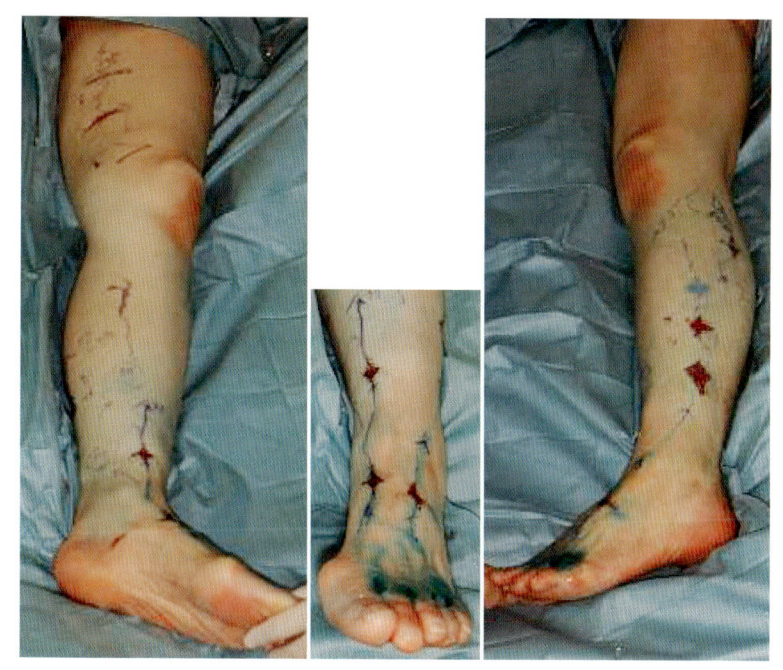

74歳3か月時
左下肢リンパ管静脈吻合術（7切開6吻合）を施行した.

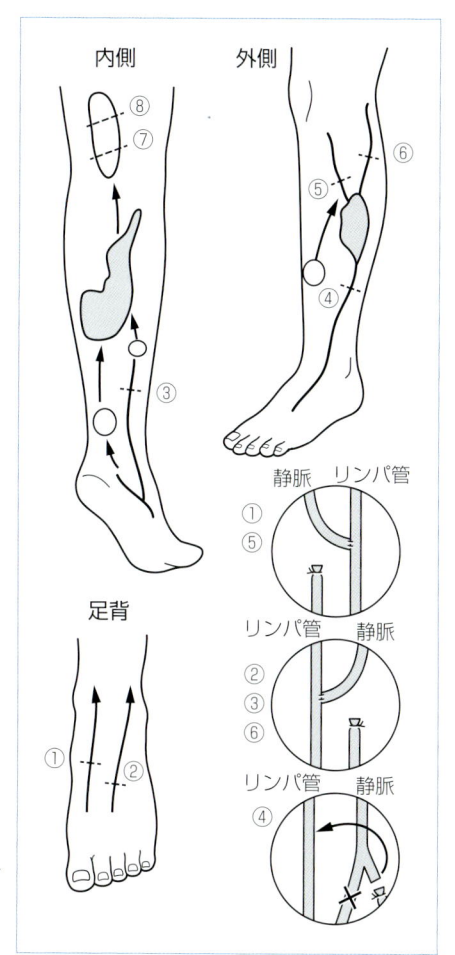

手術の模式図
①〜⑥で側端吻合を施行.
⑦は切開するもリンパ管を
同定できず, ⑧は切開なし.

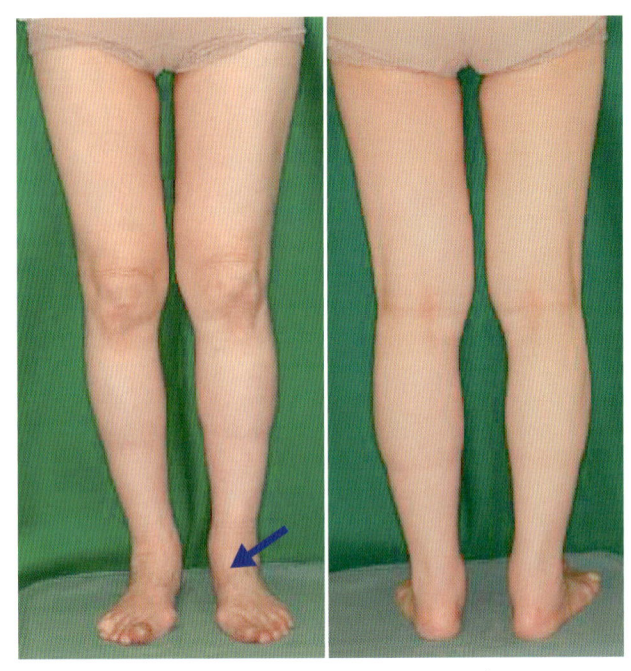

75歳4か月時（術後1年1か月）
足背吻合部（矢印）

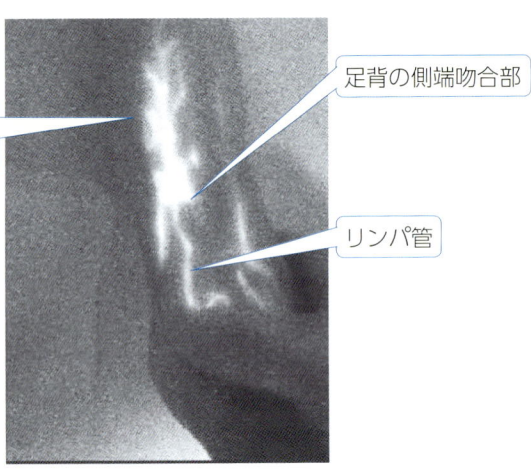

74歳7か月時
インドシアニングリーン赤外線蛍光リンパ管造影
足背吻合部に開存を認める.

静脈が描出されている.

足背の側端吻合部

リンパ管

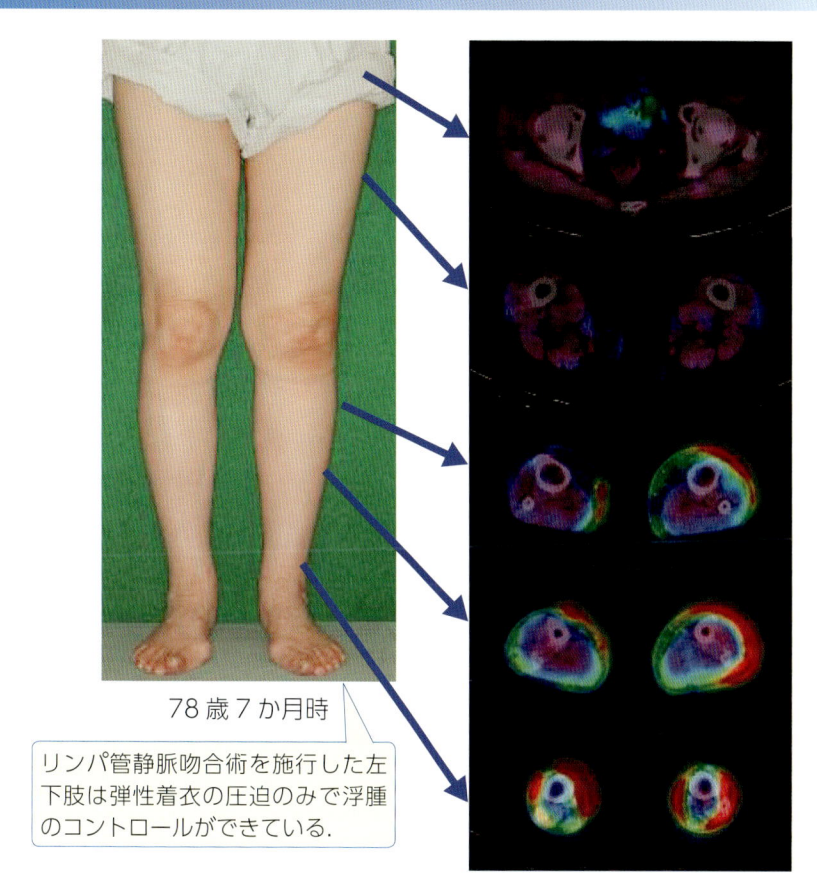

78 歳 7 か月時

リンパ管静脈吻合術を施行した左
下肢は弾性着衣の圧迫のみで浮腫
のコントロールができている.

78 歳 3 か月時
SPECT–CT リンパシンチグラフィ.
両側下腿にて皮下にトレーサーの集
積を認める. 両側タイプⅣ

Ⅲ リンパ浮腫のケーススタディ

下肢，下腹部，陰部

続発性/婦人科がん

症例5　中等症　リンパシンチグラフィタイプⅣ　左下肢

症　例

女性．卵巣がん術後．リンパシンチグラフィタイプⅣ．左下肢．

57歳時に卵巣悪性腫瘍の診断で子宮全摘，付属器摘出，骨盤内リンパ節郭清，大網切除を行った．放射線，化学療法は行っていない．

経　過

57歳時	卵巣悪性腫瘍の診断で子宮全摘，付属器摘出，骨盤内リンパ節郭清，大網切除を行った．放射線・化学療法は行っていない．術後から左下肢がやや浮腫んでいたが放置した．
60歳時	蜂窩織炎に罹患した．その後はリハビリテーション科でマッサージを3か月に1度施行した．
69歳頃	急に浮腫が増悪し受診した．

● 症例写真

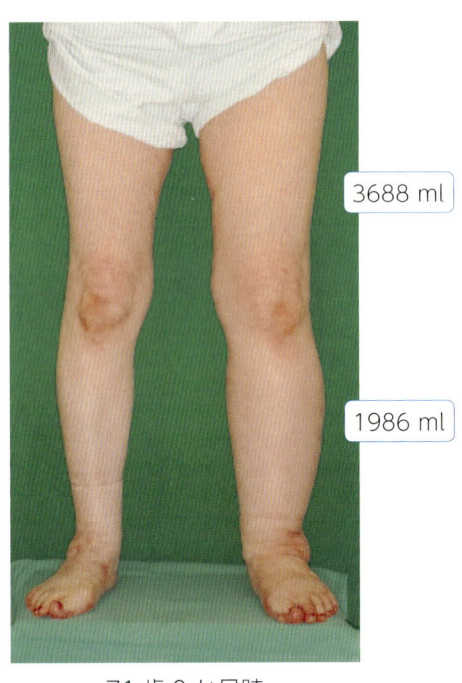

3688 ml

1986 ml

71歳0か月時
数字は容積を表す．

右　　　　左

71歳1か月時
リンパシンチグラフィでは
左下肢は下腿の皮膚逆流現
象を認め．左鼠径リンパ節は
描出なし．タイプⅣ

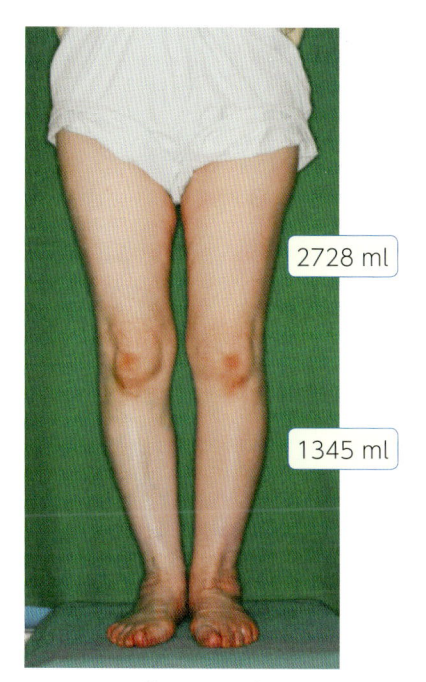

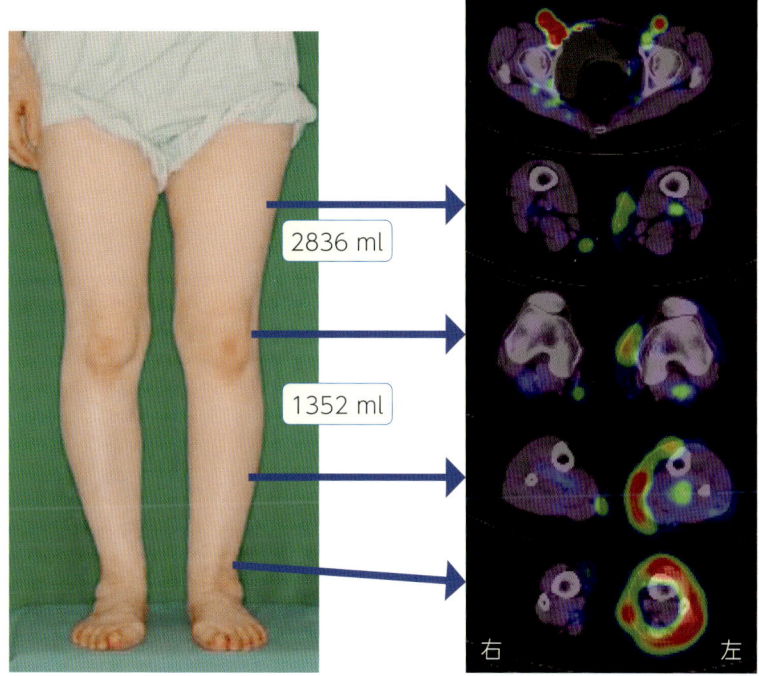

71 歳 5 か月時
数字は容積を表す.

72 歳 4 か月時
数字は容積を表す.

72 歳 7 か月時
SPECT-CT リンパ
シンチグラフィ

● 画像診断

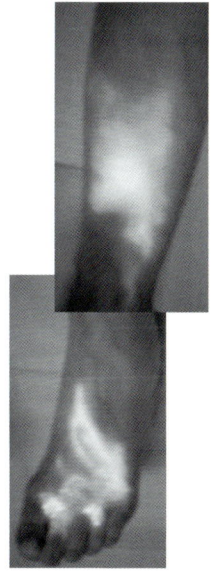

72 歳 4 か月時
インドシアニングリーン
赤外線蛍光リンパ管造影

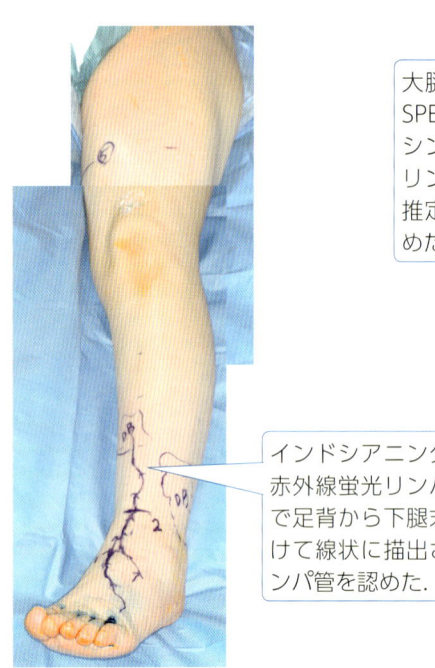

72 歳 7 か月時

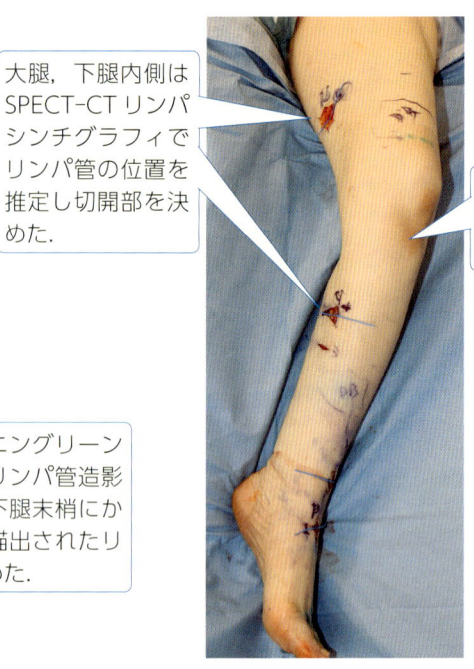

大腿, 下腿内側は SPECT–CT リンパシンチグラフィでリンパ管の位置を推定し切開部を決めた.

大腿, 下腿, 足背の 4 か所で吻合を行った

インドシアニングリーン赤外線蛍光リンパ管造影で足背から下腿末梢にかけて線状に描出されたリンパ管を認めた.

72 歳 7 か月時
リンパ管静脈吻合術
(4 吻合)

Point!

リンパ管の位置を術前に知ることがリンパ管静脈吻合術を行ううえで重要である. インドシアニングリーン赤外線蛍光リンパ管造影によりリンパ管を同定できる部位は限られるため, 本症例では大腿, 下腿部は SPECT–CT リンパシンチグラフィでリンパ管を同定した.

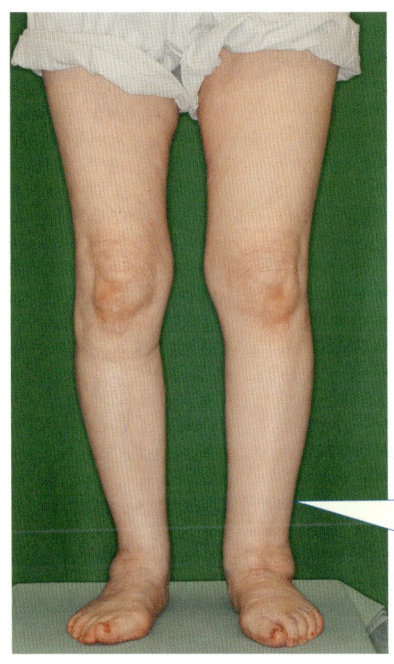

術後の経過は良好で下腿の皮膚は柔らかく，周径もわずかに減少している.

76歳1か月時

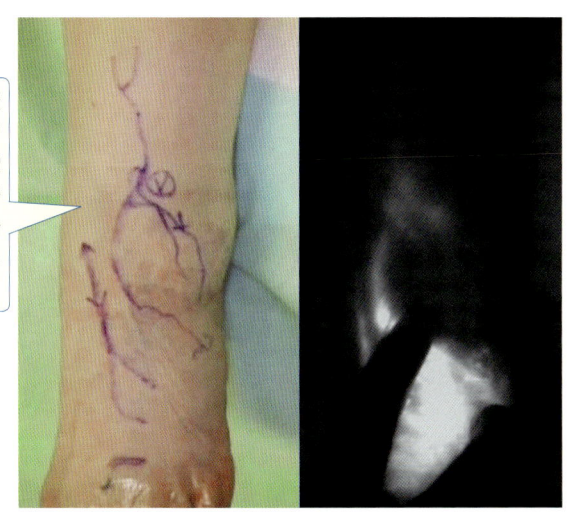

術後3年6か月後のインドシアニングリーン赤外線蛍光リンパ管造影で足関節付近の吻合部で開存を確認した.

76歳1か月時

Ⅲ リンパ浮腫のケーススタディ

下肢，下腹部，陰部

続発性/婦人科がん

症例6　中等症　リンパシンチグラフィタイプⅣ　両下肢

症例

女性．子宮がん術後．リンパシンチグラフィタイプⅣ．両下肢．インドシアニングリーン赤外線蛍光リンパ管造影検査で線状に抽出されたリンパ管より，インドシアニングリーンが逆流した．減量手術3回．33歳時に子宮頸がんの診断で子宮切除，骨盤内リンパ節郭清術，術後放射線療法を受けた．

経過

33歳時	子宮頸がんの診断で子宮切除，骨盤内リンパ節郭清術，術後放射線療法を受けた．
34歳時	両下肢の浮腫を認め保存療法をしていたが38歳頃より中断し，蜂窩織炎を繰り返し外出しなくなった．
47歳6か月	左下肢を打撲し，歩行困難となり近医受診後に当科紹介となった．他院に入院での集中排液治療を依頼し約2か月間入院となった．
49歳時	他院を退院後，当科にて左下肢余剰皮膚切除を施行した．
49歳10か月時	リンパ管静脈吻合術を施行した．
51歳時	左下肢リンパ管静脈吻合術を施行した．

● 症例写真

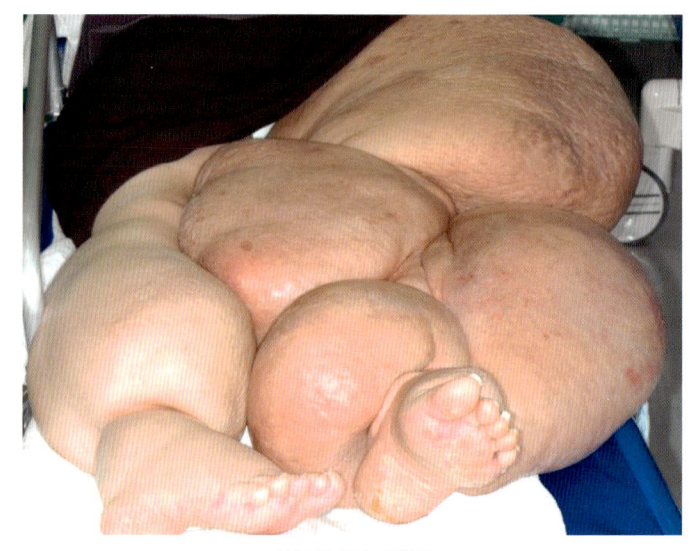

47歳7か月時
巨大な分葉した左下肢．歩行不可能であった．

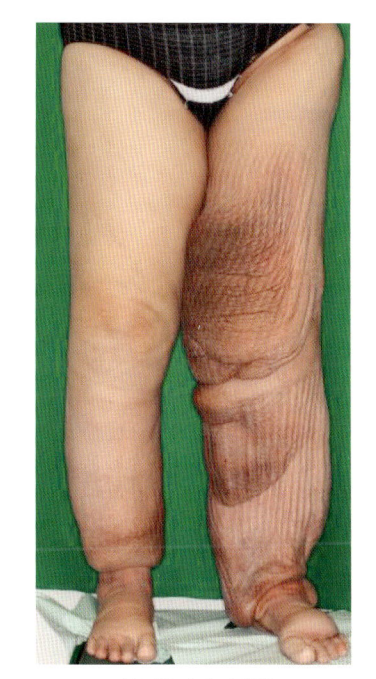

48歳4か月時
保存療法施行後

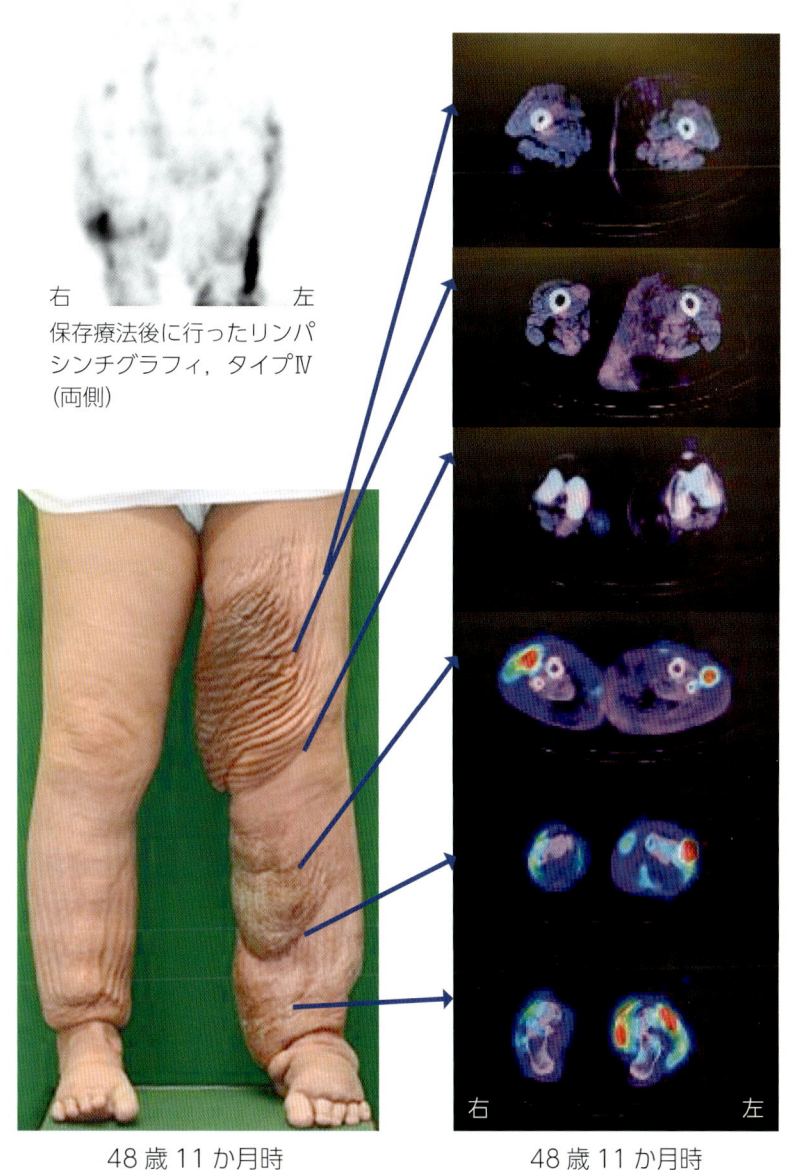

約2か月の入院で集中排液を施行後，両下肢ともに著明な浮腫の軽減があった．左下肢は浮腫による余剰皮膚を生じ，特に左足関節，膝近傍では余剰皮膚を多量に認め，弾性着衣の装着を困難にしている．

右　　　　　　　左
保存療法後に行ったリンパシンチグラフィ，タイプⅣ（両側）

48歳11か月時

48歳11か月時

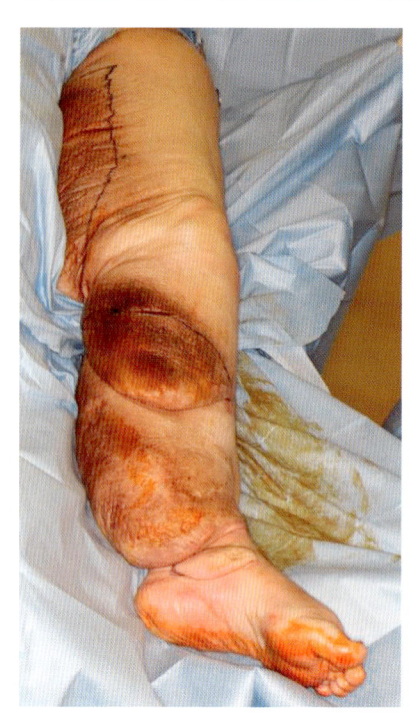

49 歳時
左下腿の膝下内側の皮膚が余剰であり
ストッキング着用に障害をきたしてい
る.

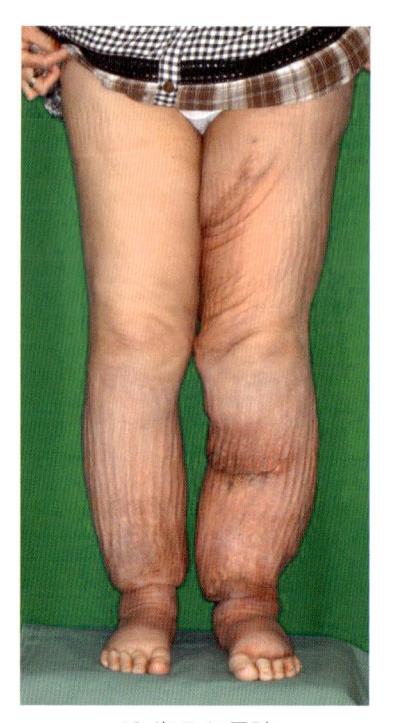

49 歳 5 か月時

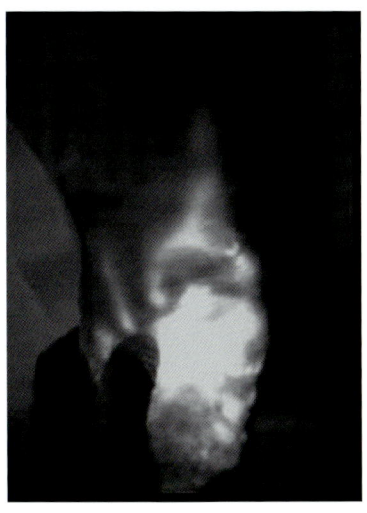

49歳10か月時
インドシアニングリーン赤外線蛍光
リンパ管造影，左足部

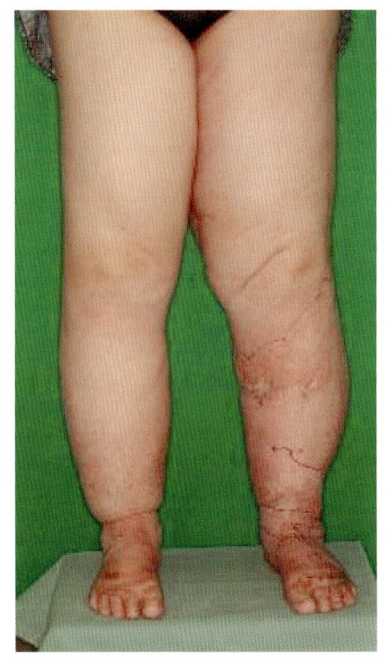

51歳8か月時
インドシアニングリーン赤外線蛍光
リンパ管造影時．余剰皮膚部分切除，
リンパ管静脈吻合術施行後

Point!

浮腫が強くても機能が残存しているリンパ管を避けて，余剰皮膚の部分切除を行うと，さらにリンパ管静脈吻合術を追加することができる．

Ⅲ リンパ浮腫のケーススタディ

下肢，下腹部，陰部

続発性/婦人科がん

症例7 重症 リンパシンチグラフィタイプⅤ 両下肢

症 例

女性．子宮がん術後．リンパシンチグラフィタイプⅤ．国際リンパ学会のクリニカルステージⅢ．両下肢．子宮がん術後に生じた左下肢リンパ浮腫症例で，他院にてリンパ管静脈吻合術，リンパ節移植，脂肪吸引術を受けている．

経 過

27歳時	他院Aにて子宮がんの手術(リンパ節郭清術)施行．放射線治療や化学療法は受けていない．
52歳頃	左下肢の浮腫を認め．リンパ浮腫の診断でストッキングの着用を開始した．
53歳時	左下肢の蜂窩織炎を起こして他院Bに入院した．
	その後他院Cにて入院圧迫治療を行うも左下肢からのリンパ瘻が続き，当科受診となった．その後右下肢の浮腫を認め，現在アモキシシリン長期内服とストッキング中心の圧迫治療で蜂窩織炎やリンパ瘻はコントロールされていた．
54歳時	他院にてリンパ管静脈吻合術，リンパ節移植，脂肪吸引術を受けた．

● 症例写真

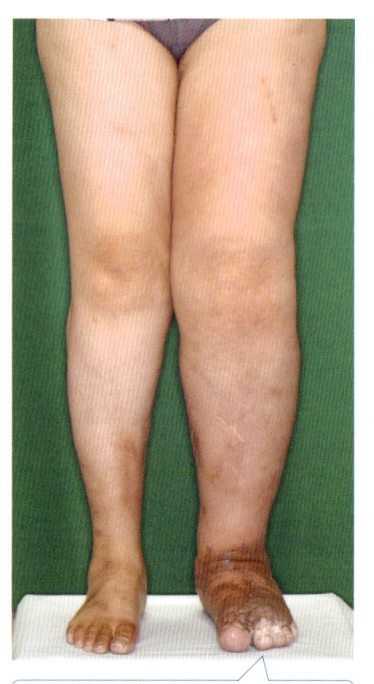

左下肢は全体に硬く，特に下腿，足は象皮様皮膚変化を認める．

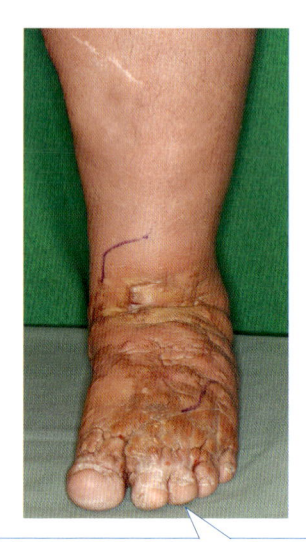

インドシアニングリーン赤外線蛍光リンパ管造影ではわずかに線状にリンパ管が描出される．足背から時にリンパ瘻を認める．

55歳時

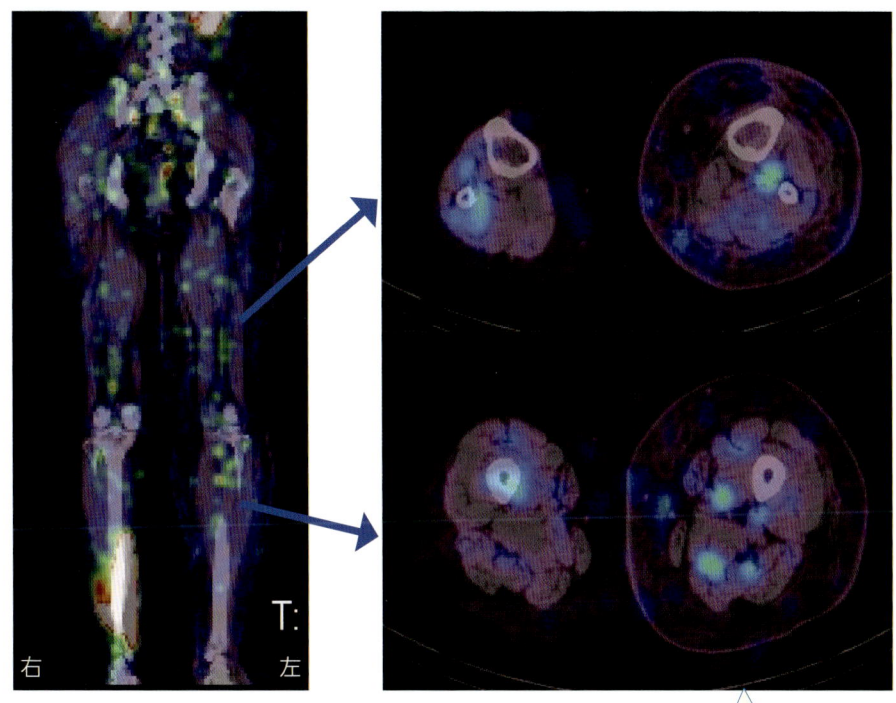

55歳1か月

SPECT–CTリンパシンチグラフィでは深筋膜下にトレーサーの集積が認められる. 皮下の瘢痕化が強い.

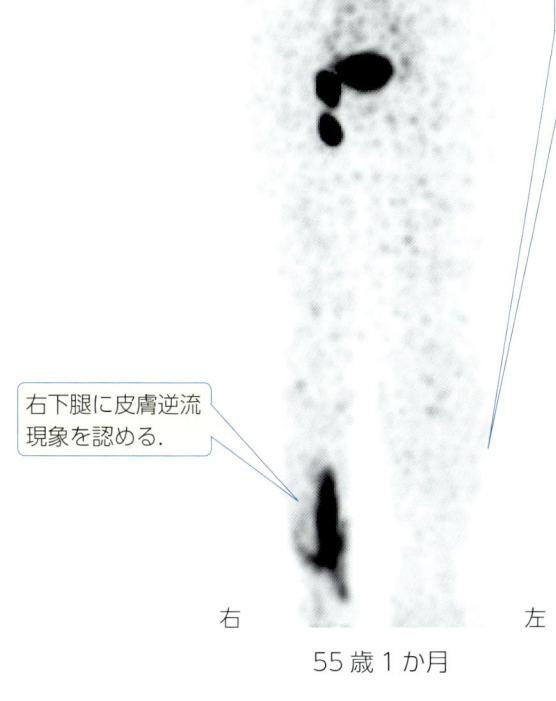

55歳1か月

2次元の画像で左下肢はリンパシンチグラフィタイプVで左骨盤内, 鼠径リンパ節の描出がない.

右下腿に皮膚逆流現象を認める.

Point!

脂肪吸引術, リンパ節移植術, リンパ管静脈吻合術などいくつかの手術治療を受けており, さらにもう一度リンパ管静脈吻合術を追加することは難しい. この症例の治療のゴールは蜂窩織炎とリンパ瘻をコントロールすることであり, 抗菌薬の長期投与が必須となる.

Ⅲ リンパ浮腫のケーススタディ

下肢，下腹部，陰部

続発性/婦人科がん

症例8　重症　リンパシンチグラフィタイプⅤ　両下肢

症 例

女性．子宮体がん術後．リンパシンチグラフィタイプⅤ．両下肢

67歳時に子宮体がんの診断で手術（子宮全摘，両側付属器切除，骨盤内リンパ節郭清術）．放射線療法，化学療法なし．

経 過

67歳時　　子宮体がんの診断で手術（子宮全摘，両側付属器切除，骨盤内リンパ節郭清術）．放射線療法，化学療法なし．術後2か月時に左下肢の浮腫を自覚した．その後蜂窩織炎を起こし，急に左下肢の浮腫が増悪した．すぐに他院を受診しリンパ浮腫の診断で当科を受診となった．

69歳時　　左下肢に対して全身麻酔下にリンパ管静脈吻合術（4吻合）を施行した．その後軽度の蜂窩織炎を起こすも浮腫は悪化なく落ち着いていたが，右下肢の浮腫が悪化した．

● 症例写真

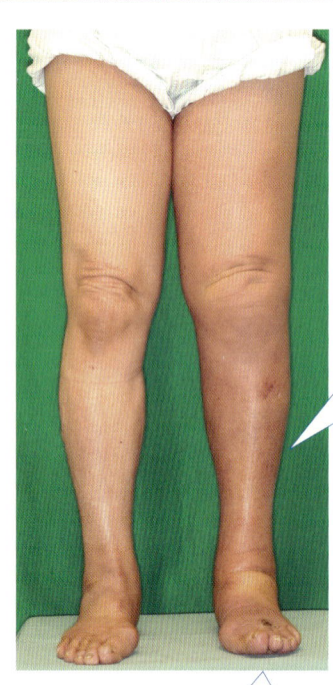

左下腿の皮膚はやや黒く硬化している

両下肢続発性リンパ浮腫．左下肢は足背で象皮様皮膚変化を認める．急速に悪化した．

68歳5か月時

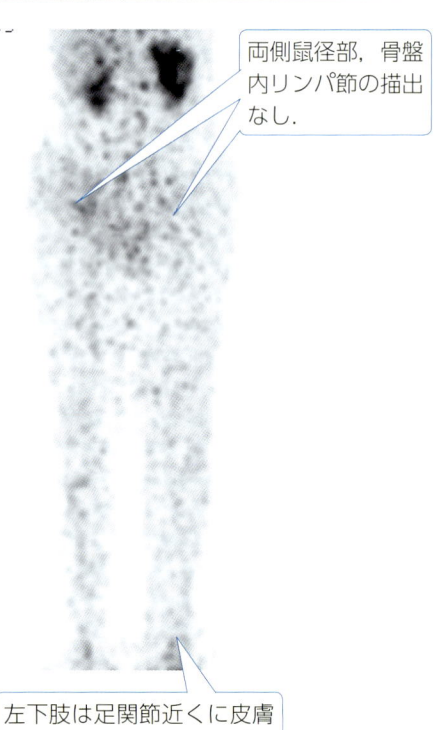

両側鼠径部，骨盤内リンパ節の描出なし．

左下肢は足関節近くに皮膚逆流現象を認める．タイプⅤ

68歳7か月時

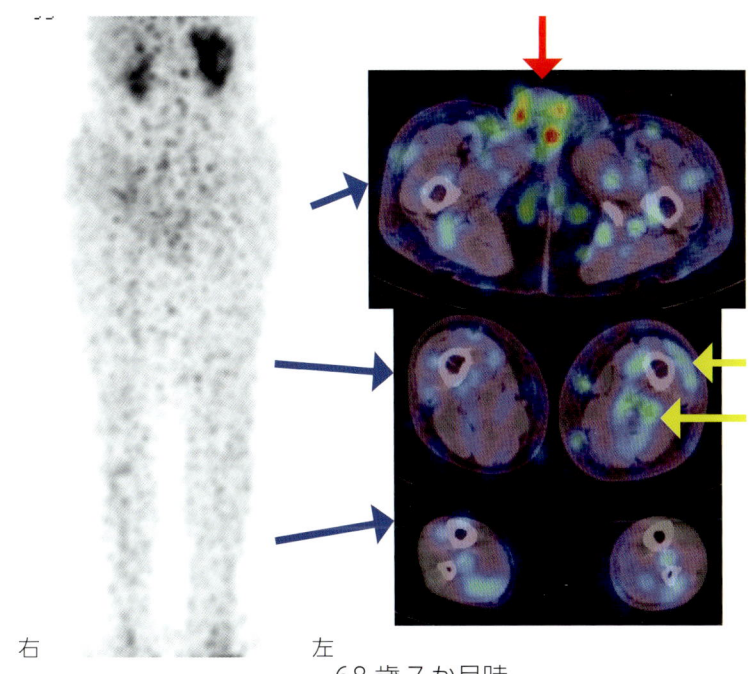

右　　　　　　　　　左

68 歳 7 か月時

陰部にトレーサーの集積 (赤矢印) を認め，陰部の浮腫あり．左大腿では深部，皮下にトレーサーの集積 (黄矢印) あり．また，皮下の線維化が強い．下腿もほぼ同様であった．

● 経過

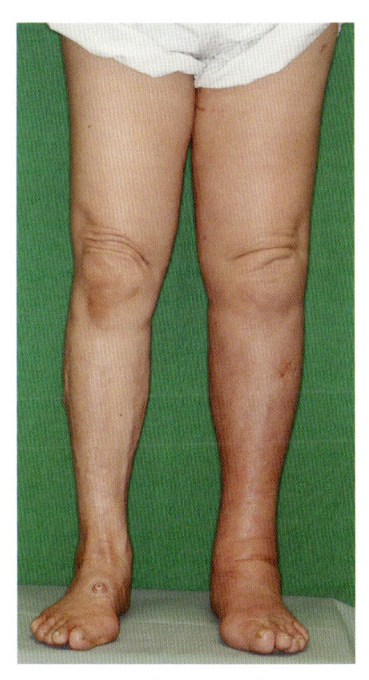

68 歳 7 か月時

皮下の線維化が強いため，十分な圧迫療法を行うも，周径の改善が乏しい．皮膚の色調は改善した．

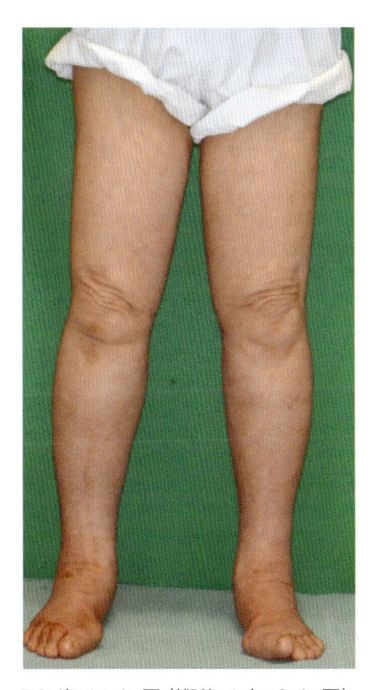

70 歳 11 か月 (術後 1 年 2 か月)

吻合術を施行した左下肢は大きな変化はないが，右下肢の浮腫が悪化している．

Ⓟoint!

急速に浮腫が悪化し患側肢の皮膚が硬化する側に対しては，十分な圧迫を行うとともに，皮下の線維化をきたす前にリンパ管静脈吻合術を行うことで線維化の進行をある程度防ぐことができる．

III リンパ浮腫のケーススタディ

下肢，下腹部，陰部

続発性/婦人科がん

症例9　重症　リンパシンチグラフィタイプⅣ(右)，タイプⅤ(左)　両下肢，陰部

症　例

女性．リンパシンチグラフィ右タイプⅣ，左タイプⅤ，両下肢，陰部リンパ浮腫
37歳時　卵巣がんの診断で広汎子宮全摘，リンパ節郭清術を施行した．放射線治療，抗がん剤治療はなし．
38歳時　右下肢の浮腫を自覚，その後両下肢の蜂窩織炎を生じ，陰部の浮腫も認めた．
39歳時　他院でリンパ管静脈吻合術を2回(両側下肢)施行後，当科受診となった．

経　過

47歳7か月時	①リンパ管静脈吻合術(7切開2吻合)左下肢，乳頭腫減量術
47歳10か月時	陰部乳頭腫減量手術
48歳5か月時	②リンパ管静脈吻合術(5切開2吻合)右下肢
48歳7か月時	陰部乳頭腫減量手術
49歳2か月時	③リンパ管静脈吻合術(2切開2吻合)右下肢，下腹部，乳頭腫減量術
49歳10か月時	④リンパ管静脈吻合術(4切開1吻合)下腹部，乳頭腫減量術
50歳3か月時	⑤リンパ管静脈吻合術(3切開2吻合)右鼠径，下腹部
51歳1か月時	⑥リンパ管静脈吻合術(4切開1吻合)陰部，乳頭腫減量術
52歳4か月時	⑦リンパ管静脈吻合術(3切開1吻合)陰部，乳頭腫減量術

● 症例写真

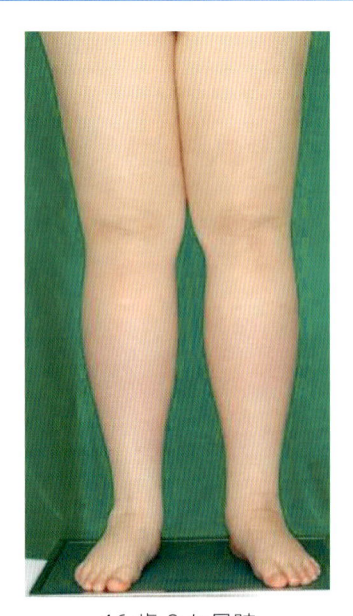

46歳8か月時

46歳9か月時
リンパシンチグラフィ
右：タイプⅣ　　左：タイプⅤ

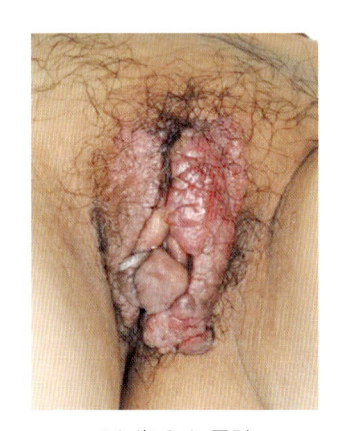

46歳8か月時

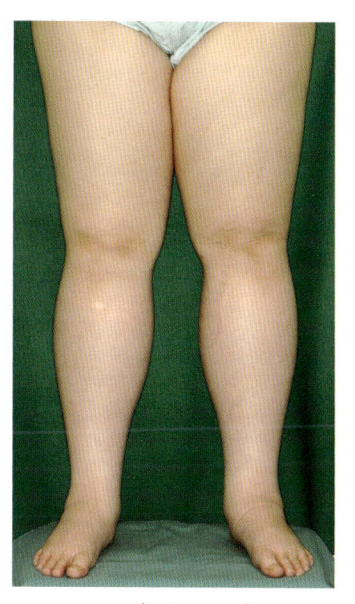

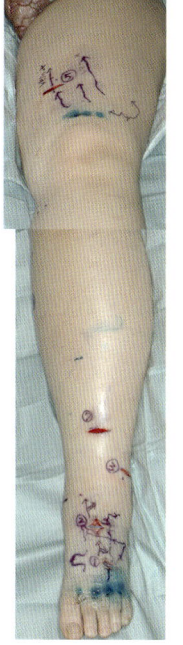

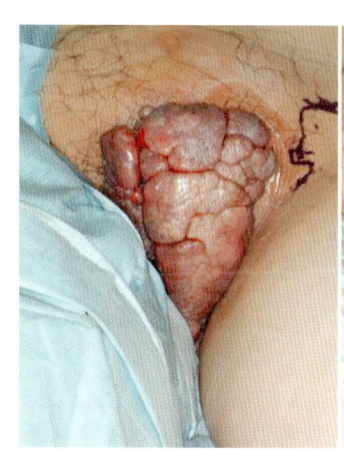

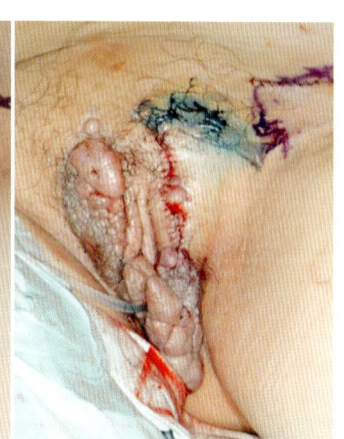

47 歳 6 か月時

47 歳 7 か月時

リンパ管静脈吻合術（7 切開 2 吻合，左下肢）と腫瘍減量術を施行した．
陰部乳頭腫は再発し，繰り返し減量術（6 回）を施行した．また，右下肢，
下腹部でもリンパ管静脈吻合術を追加した．

● 陰部乳頭腫切除・減量術①

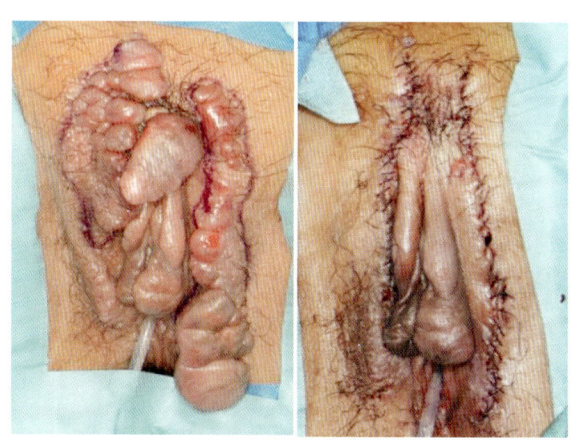

47 歳 10 か月時

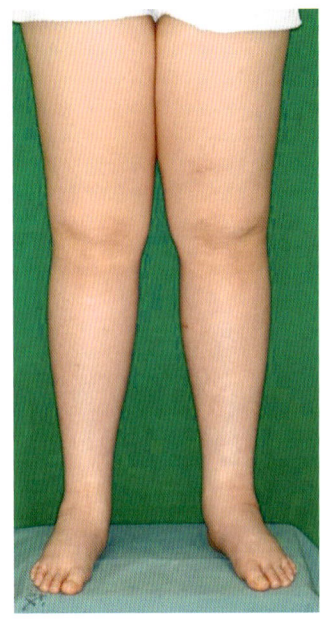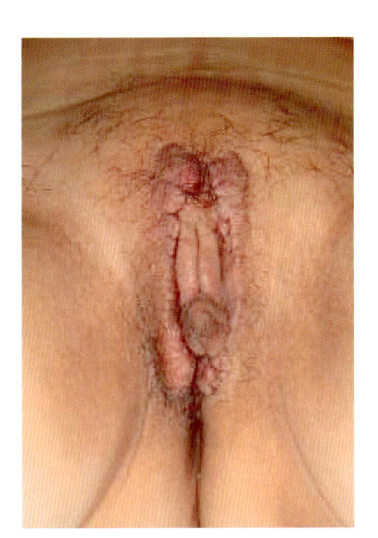

48 歳 5 か月時
リンパ管静脈吻合術
（右下肢）施行時

陰部乳頭腫切除・減量術②

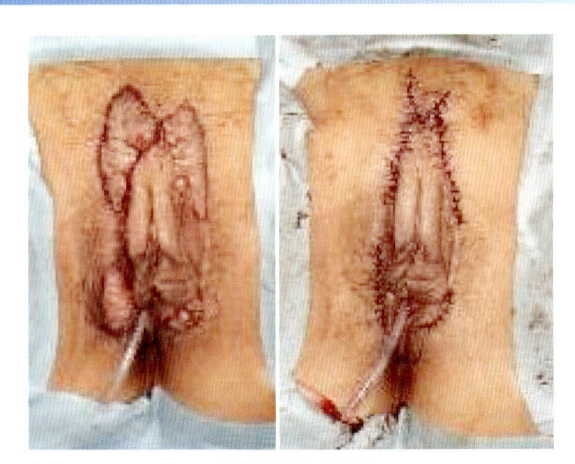

48 歳 7 か月時

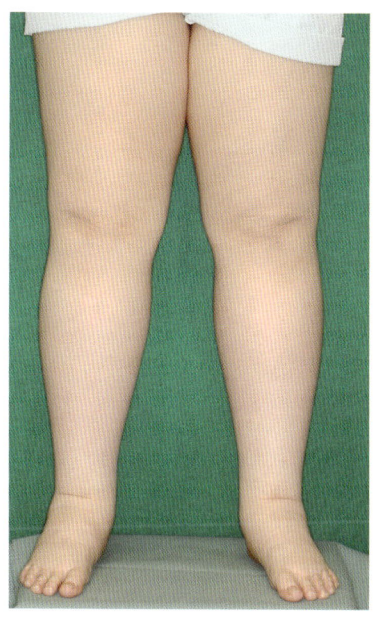 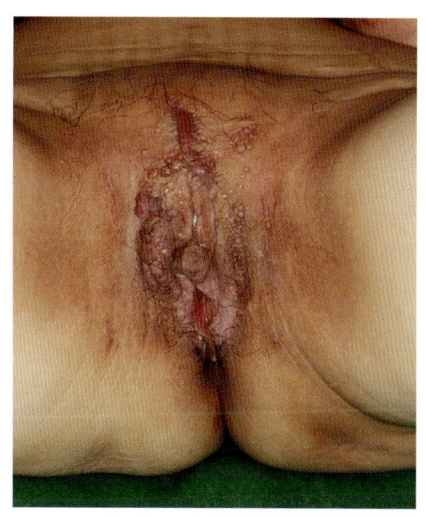

52 歳 10 か月
両下肢の周径は弾性着衣の着用を行っても増加傾向である.

Point!

両側下肢リンパ浮腫で陰部,下腹部の浮腫を伴う例,特に陰部乳頭腫を併発している症例では,乳頭腫のみの切除では再発を繰り返す.両下肢の弾性着衣による圧迫で,下腹部や陰部の浮腫が悪化する場合があり,適宜陰部のリンパ管静脈吻合術を行い,リンパ機能改善を考慮する必要がある.

下肢，下腹部，陰部

続発性/婦人科がん

症例 10　軽症　リンパシンチグラフィタイプⅠ　両下肢，下腹部

症例

女性．子宮頸がん術後．リンパシンチグラフィタイプⅠ，両下肢，下腹部

経過

57 歳 7 か月時	子宮頸がんの診断で広汎子宮全摘，骨盤内リンパ節郭清術を施行した．化学療法，放射線治療は行っていない．術直後から小丘疹を自覚していた．
57 歳 10 か月時	当科受診．初診時，下腹部と左下腿遠位の浮腫を認めた．左下腿の浮腫は自覚なし．リンパシンチグラフィにて両下肢ともタイプⅠであり，経過観察とした．その後両下肢の浮腫は大きな変化なく経過した．
60 歳 10 か月時	下腹部の浮腫が著明となり，SPECT–CT リンパシンチグラフィを施行した．両下肢に皮膚逆流現象を認めずタイプⅠであったが，下腹部にトレーサーの集積を認めた．
62 歳 10 か月時	下腹部の浮腫に対してリンパ管静脈吻合術を施行した．

● 症例写真

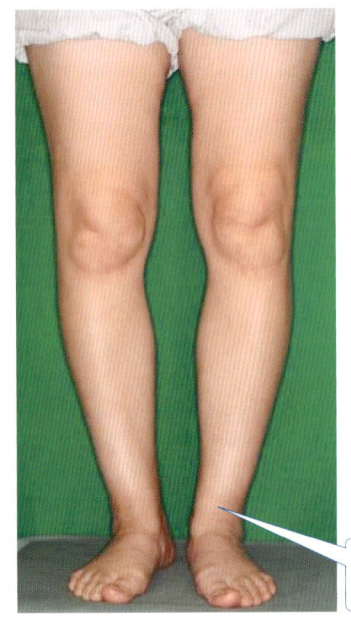

57 歳 10 か月，初診時
両下肢の浮腫は顕著ではないが，
下腹部の浮腫が強い．

左下腿遠位部にわずかな
浮腫を認める．

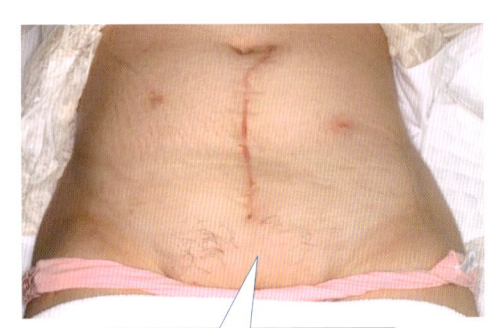

下腹部全体に浮腫を認める．

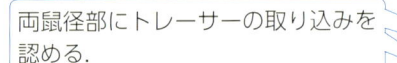

両鼠径部にトレーサーの取り込みを
認める．

右　　　　左

58 歳 6 か月時
リンパシンチグラフィタイプⅠ
（両下肢）

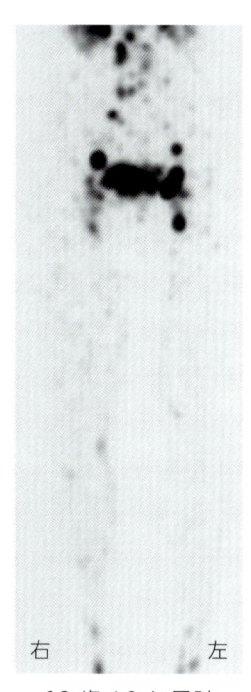 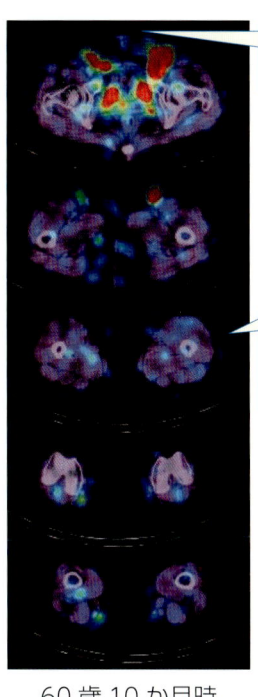

下腹部にトレーサーの集積を認める.

両下肢には明らかな皮膚逆流現象は認めない.

右　　　左

60 歳 10 か月時
リンパシンチグラフィ
タイプ I（両下肢）

60 歳 10 か月時
SPECT–CT リンパシン
チグラフィ

Ｐoint!

下肢に浮腫をきたさず，下腹部にリンパ浮腫を生じる症例がある．肥満や加齢性の変化との鑑別のため画像診断が必要となる.

● 術中，経過写真

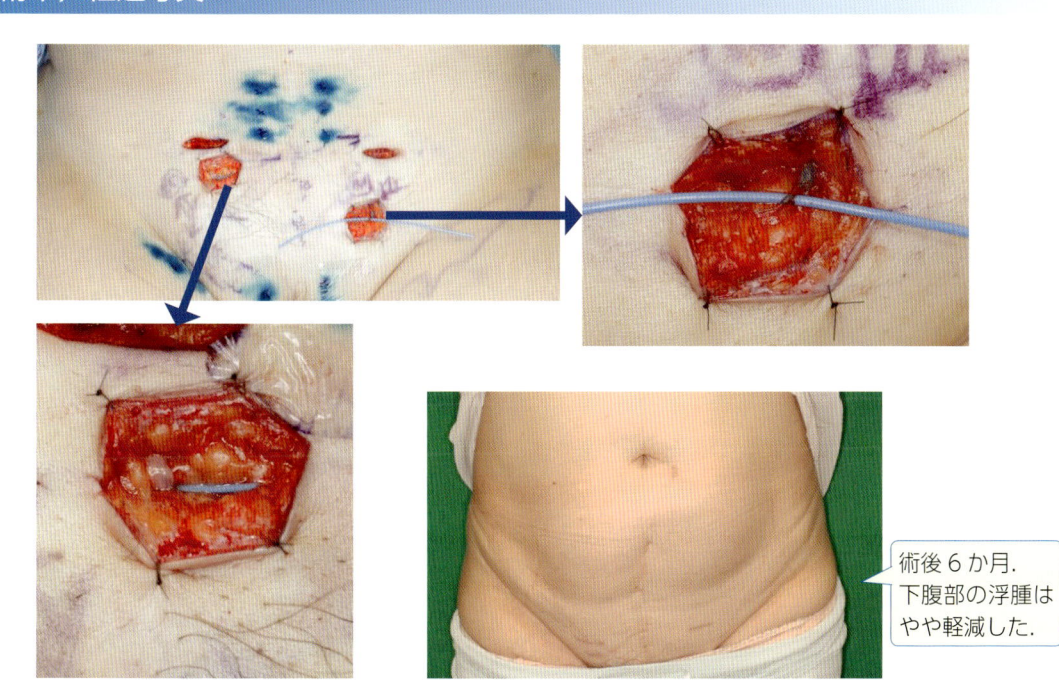

術後 6 か月.
下腹部の浮腫は
やや軽減した.

62 歳 10 か月時．下腹部リンパ浮腫の診断でリンパ管静脈吻合術施行
両側浅下腹壁静脈を翻転し，集合リンパ管に吻合した.

III リンパ浮腫のケーススタディ

下肢，下腹部，陰部

続発性/婦人科がん

症例 11　リンパシンチグラフィタイプⅢ（右），タイプⅣ（左）
リンパ瘻，蜂窩織炎，抗菌薬長期投与例

症　例

女性．子宮頸がん術後，リンパシンチグラフィタイプⅢ（右），タイプⅣ（左）

経　過

54 歳 4 か月時	子宮頸がんで広汎子宮全摘，骨盤内リンパ節郭清術，放射線療法を施行した．
56 歳時	右下肢に浮腫が出現した．
60 歳時	左下肢に浮腫が出現し，以降，蜂窩織炎を年に 2〜3 回繰り返していた．
65 歳 9 か月時	当科初診後約 1 年で通院を中断したが，調子はよく，他治療院も受診しなくなっていた．
68 歳 4 か月時	蜂窩織炎で他院に入院した．
68 歳 9 か月時	他治療院を受診し，再度当科受診を勧められたため，その後当院にて再診した．
69 歳 4 か月時	右下肢リンパ管静脈吻合術を施行した．約 2 週間後に右大陰唇からリンパ瘻あり．
69 歳 7 か月時	左下肢に蜂窩織炎を認める．2 か月後に右下肢にも蜂窩織炎を認めた．
69 歳 11 か月時	両下肢に蜂窩織炎，その後断続的に両下肢・下腹部で蜂窩織炎を発症した．
70 歳 7 か月	左下肢リンパ管静脈吻合術（5 吻合）を施行した．以降もしばしば蜂窩織炎を繰り返しその度に抗菌薬を投与していた．
72 歳 8 か月時	アモキシシリン 1 日 750 mg の経口投与を開始した．現在に至るが蜂窩織炎の頻度は著しく低下した．

● 症例写真

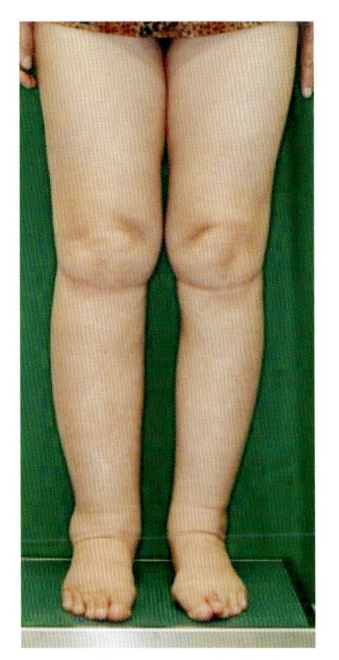

65 歳 8 か月，初診時

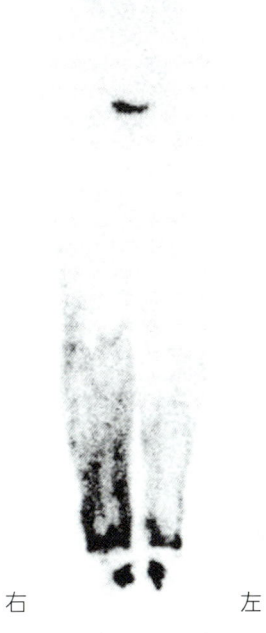

右　　　　　　　左

65 歳 9 か月時
右：タイプⅢ　左：タイプⅣ

● 術中写真

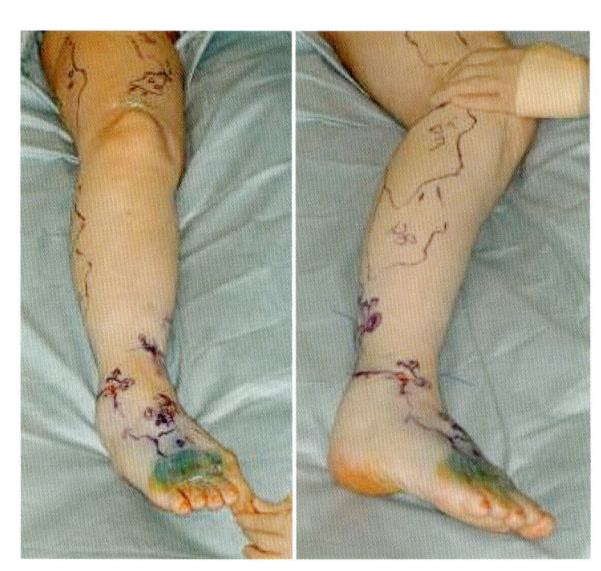

69 歳 4 か月時
リンパ管静脈吻合術（4 吻合）右下肢
右下肢の浮腫はコントロールされているが，その後に
蜂窩織炎を繰り返した．

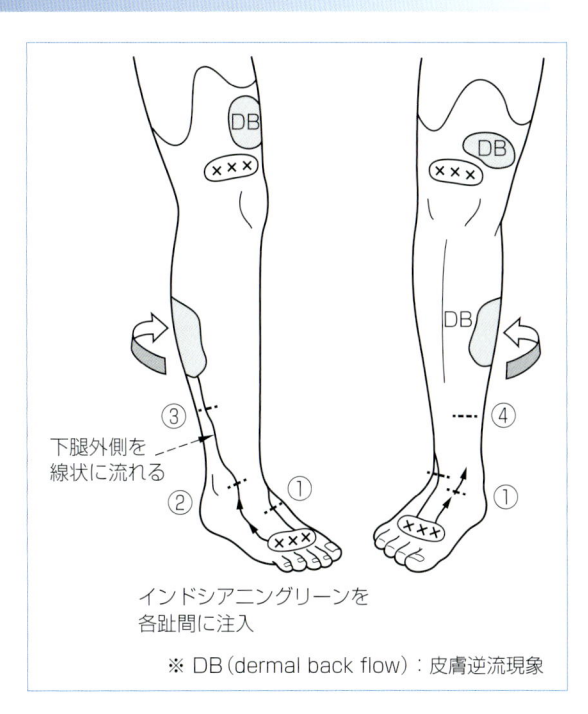

下腿外側を
線状に流れる

インドシアニングリーンを
各趾間に注入

※ DB（dermal back flow）：皮膚逆流現象

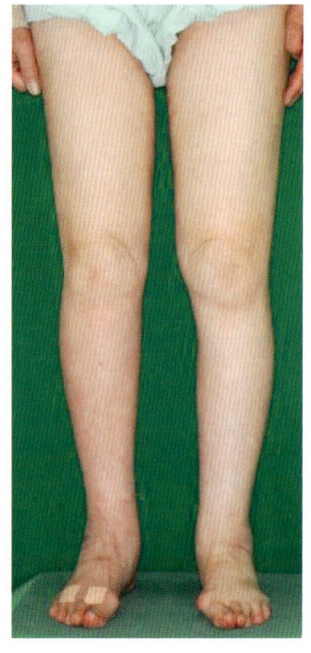 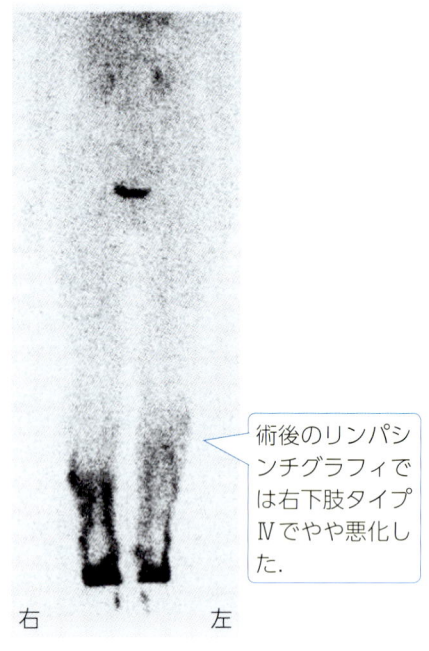

69歳11か月時
外来にてインドシアニン
グリーン赤外線蛍光リン
パ管造影時

70歳5か月時
右：タイプⅣ
左：タイプⅢ

右　　　　左

術後のリンパシ
ンチグラフィで
は右下肢タイプ
Ⅳでやや悪化し
た.

● 蜂窩織炎

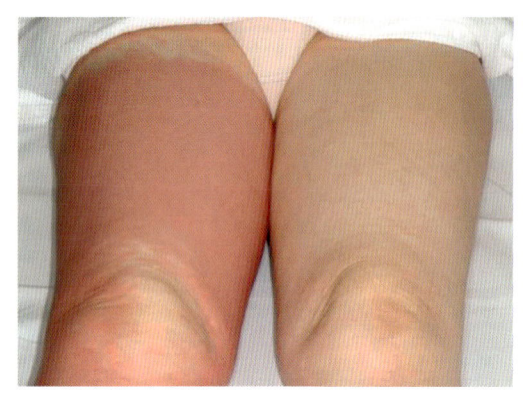 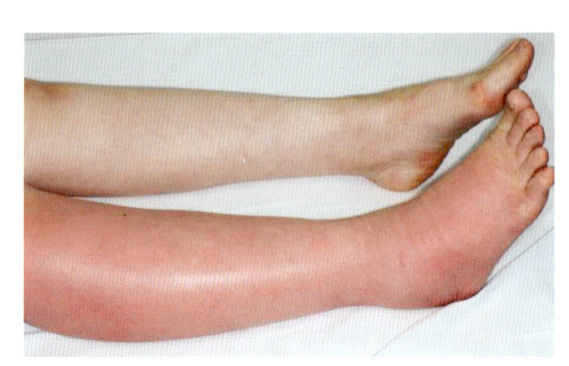

72歳4か月時
低用量の抗菌薬投与により蜂窩織炎の頻度が激減した.

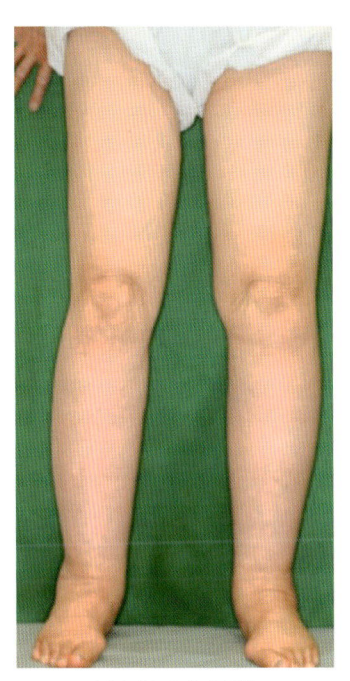

77歳2か月時
蜂窩織炎の頻度が減少した.

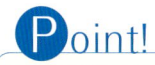oint!

両下肢リンパ浮腫症例や陰部・下腹部リンパ浮腫症例では蜂窩織炎を繰り返すことがあるため,抗菌薬の長期投与が有効である.

Ⅲ リンパ浮腫のケーススタディ

下肢，下腹部，陰部

続発性/直腸がん

症例12　リンパシンチグラフィタイプⅡ（右），タイプⅢ（左）　陰茎，陰囊

症 例

男性．直腸がん術後．リンパシンチグラフィタイプⅡ（右），タイプⅢ（左）．陰茎，陰囊のリンパ浮腫，
および小丘疹を認め，陰囊からリンパ瘻を繰り返した．
62歳7か月時に直腸がん手術と術前放射線治療を受けた．

経 過

62歳7か月時	直腸がん手術と術前放射線治療を受けた．術後より両下肢に浮腫を認め，陰囊に小丘疹が生じていた．
73歳2か月時	当科紹介受診．両下肢の浮腫と陰囊に小丘疹，さらに小丘疹からリンパ瘻を認めた．
73歳7か月時	陰囊部のリンパ浮腫に対してリンパ浮腫静脈吻合術（2吻合）を行った．

● 症例写真

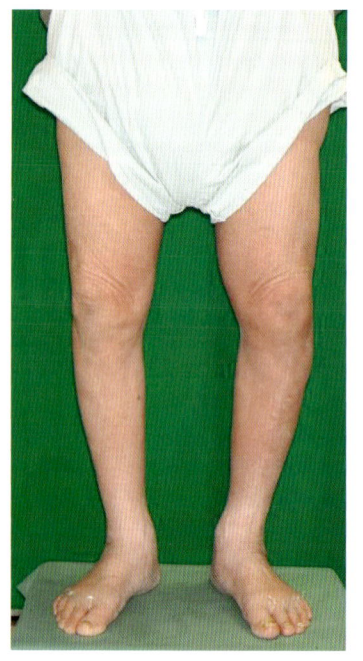
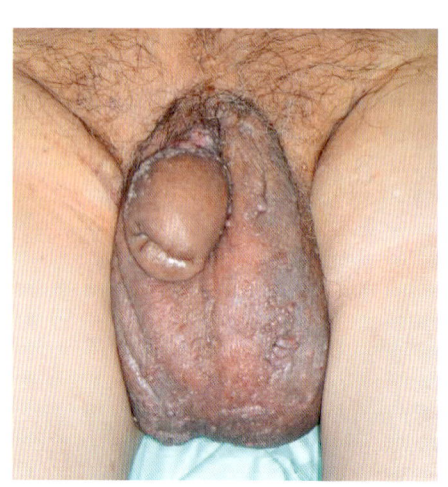
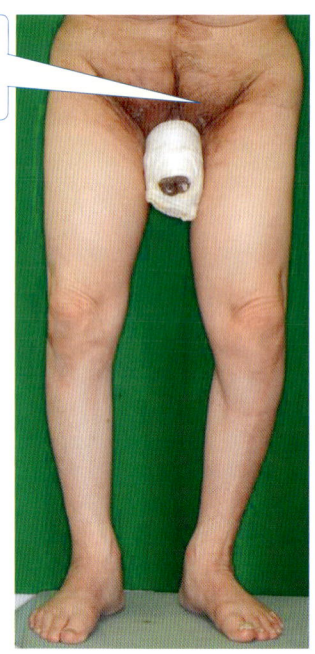

下腹部の小丘疹
から頻回にリン
パ瘻が生じる．

73歳5か月時
陰囊に多数の小丘疹を認め，ここからリンパ瘻を起こしている．

74歳9か月時
（術後約1年）

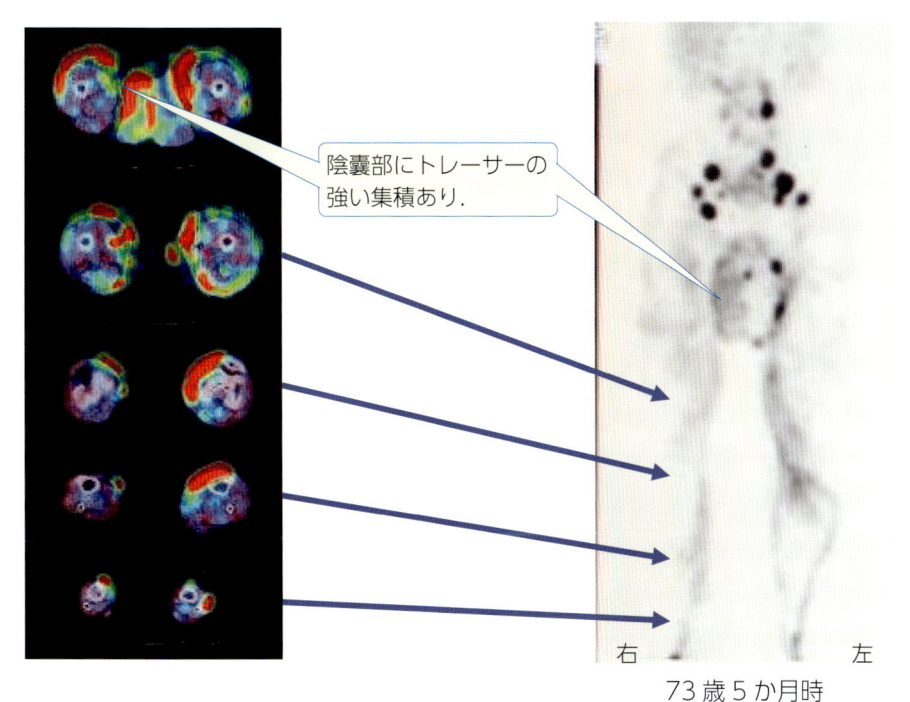

陰嚢部にトレーサーの
強い集積あり.

73 歳 5 か月時
リンパシンチグラフィ
右：タイプⅡ　左：タイプⅢ

● 術中写真

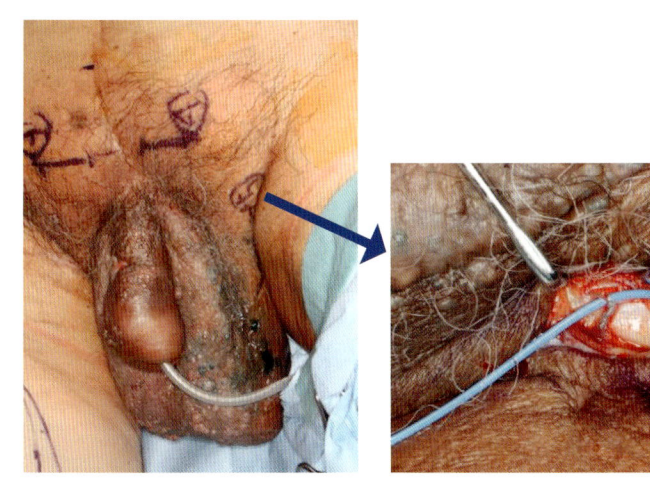

73 歳 7 か月時
リンパ管静脈吻合術（2 吻合），左陰嚢基部，右大腿基部

Ⓟoint!

陰嚢のリンパ浮腫は進行すると多数の小丘疹を生じ，リンパ瘻を起こすと治療に難渋する．圧迫療法
では十分な効果が得にくいため，リンパ管静脈吻合術の適応となる．また，放射線治療により下腹部，
鼠径部で線維化が強い症例も，圧迫やリンパ管静脈吻合術でのリンパ瘻のコントロールが難しいた
め，陰嚢や鼠径部でのリンパ管静脈吻合術の適応となる．

Ⅲ リンパ浮腫のケーススタディ

下肢，下腹部，陰部

続発性/前立腺がん

症例 13　中等症　リンパシンチグラフィタイプⅣ　両下肢

症　例

男性．前立腺がん手術（前立腺全摘）および術後放射線治療後，両下肢リンパ浮腫を発症した．リンパシンチグラフィタイプⅣ．フルタイムの仕事に就いており立位の時間が長い．

経　過

44 歳時	前立腺がんの診断にて前立腺全摘と術後放射線治療を施行した．
49 歳頃	左下肢の浮腫を認めた．
53 歳頃	蜂窩織炎を数回起こし，翌年当科受診となった．
56 歳時	全身麻酔下に左下肢にリンパ管静脈吻合術（5 吻合）を施行した．
59 歳頃	右下肢の浮腫を認めた．

● 症例写真

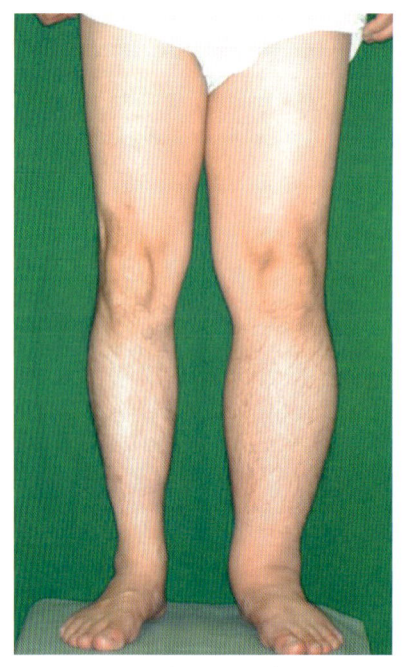

54 歳 4 か月時

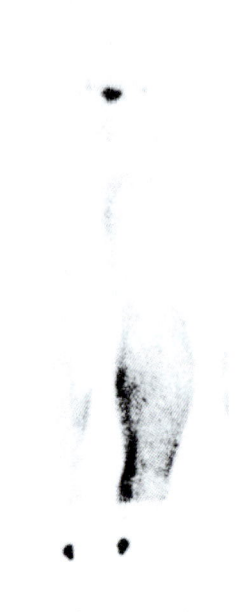

57 歳 1 か月時
リンパシンチグラフィ
右：タイプⅣ　左：タイプⅣ

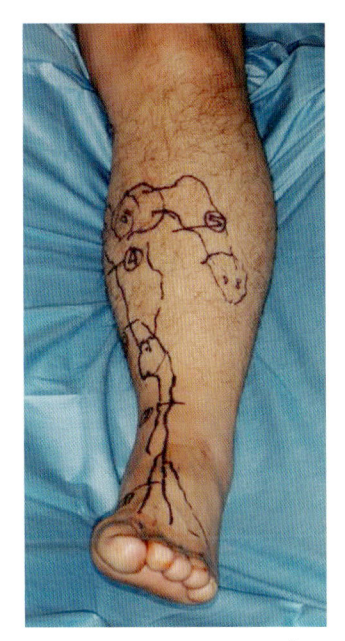 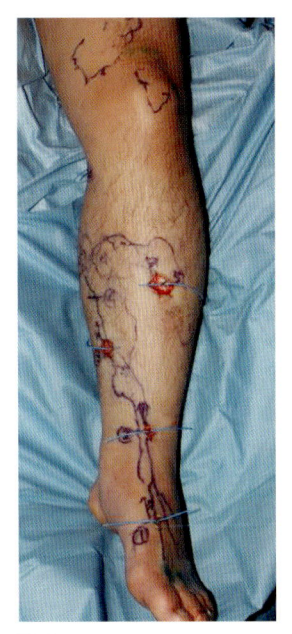

56 歳 2 か月時
リンパ管静脈吻合術 (5 吻合) 左下肢

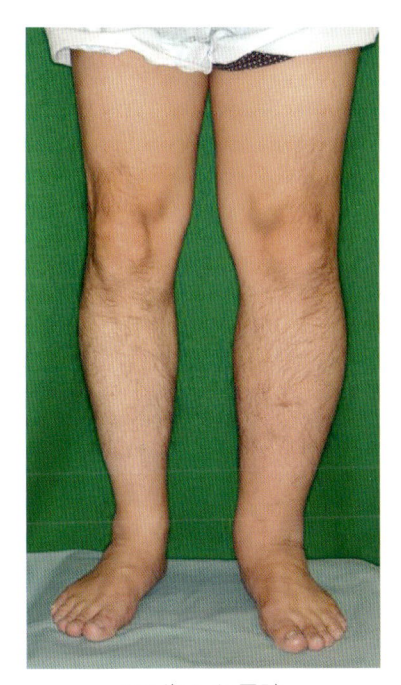 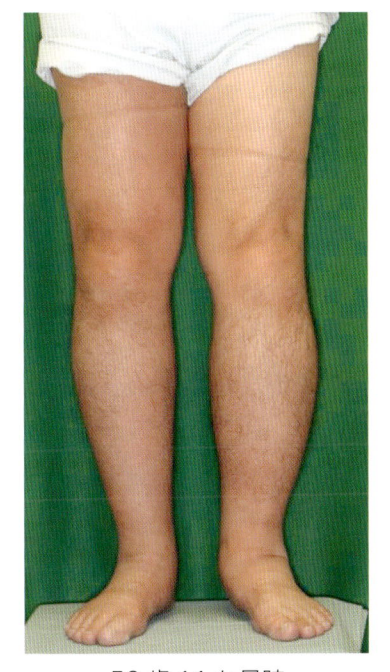

| 57 歳 1 か月時 | 59 歳 11 か月時 |
| 左下肢の浮腫はやや軽減した. | 右下肢の浮腫が増悪した. |

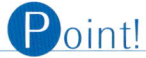oint!

壮年期に発症する男性の下肢リンパ浮腫症例では，仕事による下肢への負担を制限することが難しく
浮腫が進行する場合がある．圧迫療法の継続とともに早期のリンパ管静脈吻合術を考慮する．

Ⅲ リンパ浮腫のケーススタディ

下肢，下腹部，陰部

続発性/皮膚悪性腫瘍

症例14　重症　リンパシンチグラフィタイプⅤ　下肢，象皮例

症　例

女性．右殿部皮膚悪性腫瘍切除および鼠径リンパ節郭清術後．リンパシンチグラフィタイプⅤ．
47歳時にリンパ管静脈吻合術を施行した．

経　過

22歳頃	静脈瘤用の膝下までの弾性ストッキング使用
25歳時	右殿部皮膚悪性腫瘍切除および鼠径リンパ節郭清術直後からリンパ浮腫用の大腿までの弾性ストッキング（丸編み）を着用し，市中のマッサージ店でマッサージと間欠的空気圧マッサージを行った．
39歳時	他院受診後，クラスⅢのパンティストッキングタイプの弾性着衣に変更した．
46歳時	他治療院にてオーダーストッキング（平編み）2枚履きに変更し，週1回のマッサージと夜間に簡易圧迫装具を着用した．

蜂窩織炎　35歳時が初回で左下肢のみ年に2～4回認めた．
リンパ瘻　35歳時から認めている．

● 症例写真

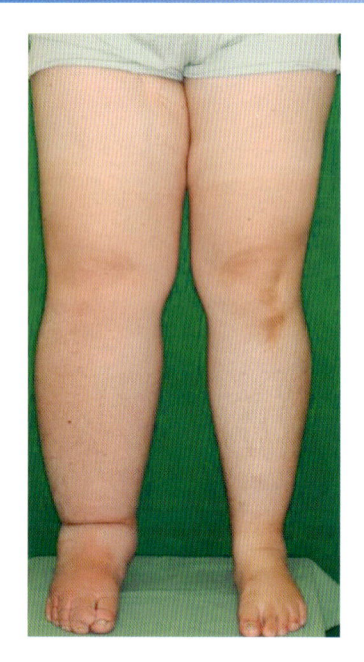
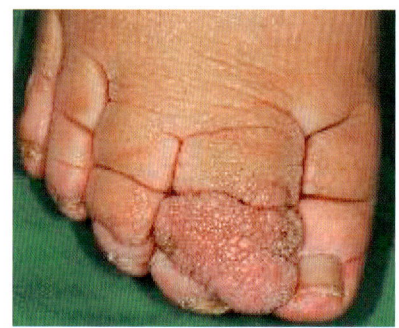

右　　　　　左

47歳，初診時
右下肢続発性リンパ浮腫．右第2，3趾の著明な象皮様隆起性病変を認める．
リンパシンチグラフィタイプⅤ

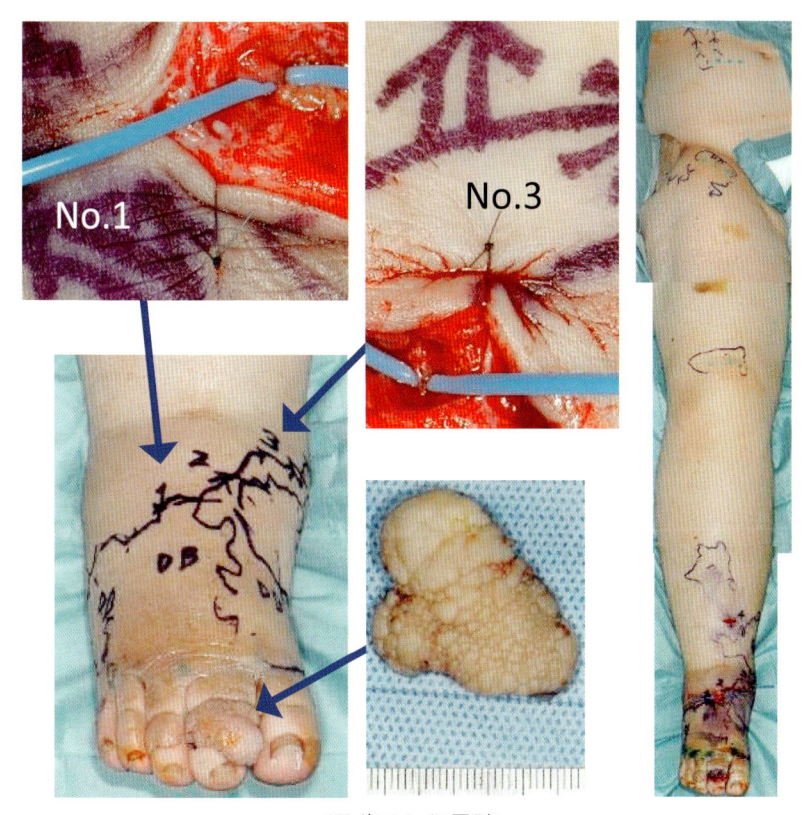

No.1

No.3

47 歳 11 か月時
右下肢にリンパ管静脈吻合術（3 切開 2 吻合）を施行，第 2 趾の象皮様隆起性病変を切除した．

● 経過

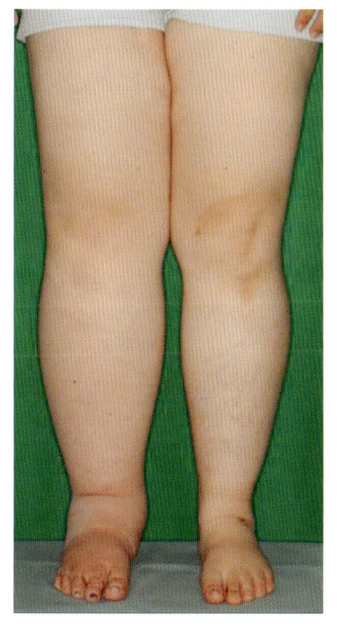

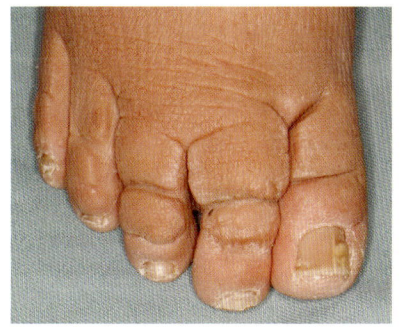

48 歳 10 か月時（術後約 1 年時）
右第 2 趾の象皮様隆起性病変は
再発なく経過している．

50 歳 11 か月時
右第 2 趾の象皮様隆起性病変は
再発なし．

Ⅲ リンパ浮腫のケーススタディ

下肢，下腹部，陰部

続発性/皮膚悪性腫瘍

症例15　重症　リンパシンチグラフィタイプⅤ　右下肢大腿部

症　例

女性．子宮体がん治療後．リンパシンチグラフィタイプⅤ．右鼠径部皮膚悪性腫瘍切除，右鼠径部リンパ節郭清術後の右下肢リンパ浮腫
リンパ管静脈吻合術施行後に保存療法から離脱した症例

経　過

51歳9か月時	右鼠径部皮膚悪性腫瘍の診断で腫瘍広範囲切除，右鼠径リンパ節郭清術を施行した．数か月後より右下腿に浮腫を認める．
52歳時	当科受診
53歳時	リンパ管静脈吻合術（5吻合）を施行し，その後経過は良好である．

● 症例写真

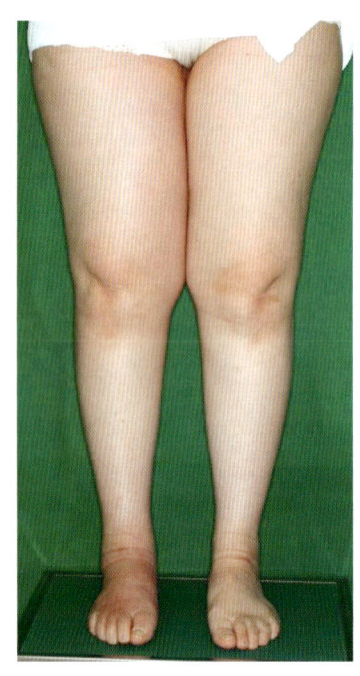
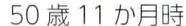

50歳11か月時

右　　　　左

52歳時
リンパシンチグラフィタイプⅤ

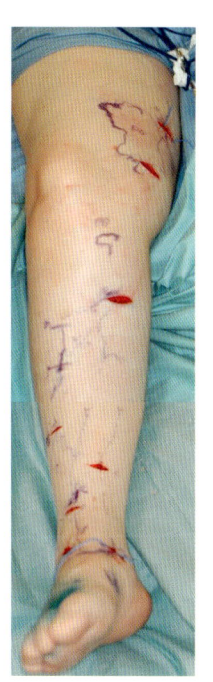

53歳2か月時
リンパ管静脈吻合術施行. 足背,
下腿でそれぞれ2吻合, 大腿で
1吻合, 合計5吻合を施行

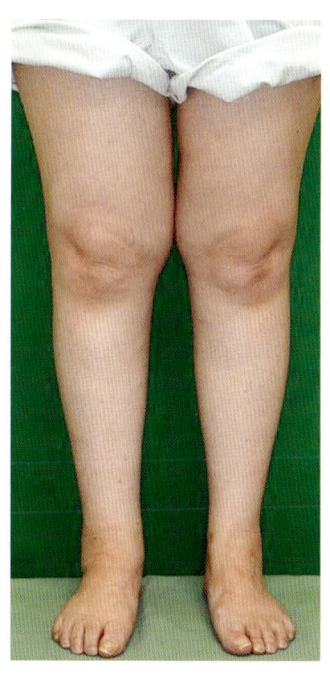

59歳3か月(術後6年1か月)
弾性着衣の使用や他の圧迫療法
もなく生活し, 趣味のテニスが
できている.

Ⅲ リンパ浮腫のケーススタディ

下肢，下腹部，陰部

原発性/先天性

症例16　重症　リンパシンチグラフィタイプⅤ　両下肢，乳糜腹水例

症　例

男性．リンパシンチグラフィタイプⅤ．両下肢原発性リンパ浮腫，乳糜腹水例．ズボンの選択に困る，足が重い，歩くのがつらい．

経　過

幼少期から左右ともに足が浮腫んでいたが，高校生の頃から下腿の浮腫が顕著になった．腹部から乳白色液の流出を認めたことがあった．

20歳頃	左下肢が急激に太くなったが放置していた．
26歳時	いくつかの大学病院を受診したが，治療に至らなかった．
35歳8か月時	当科を紹介受診した．
35歳9か月時	他院を紹介し，入院集中排液治療となった．
40歳時	弾性着衣を着用して仕事に就いている．

● **症例写真**

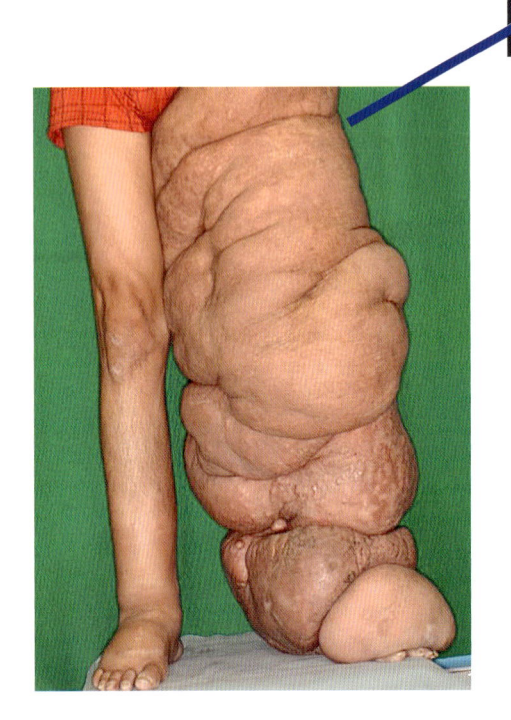

35歳8か月
リンパシンチグラフィ
タイプⅤ（両下肢）

右　　　　左

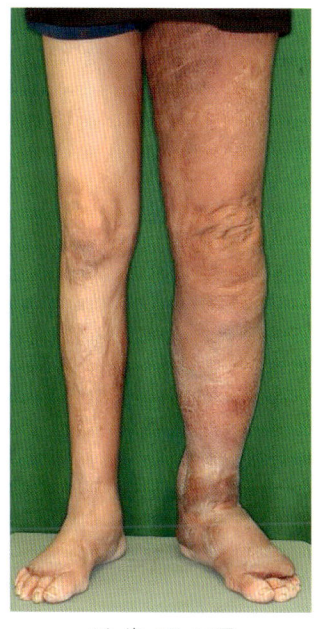 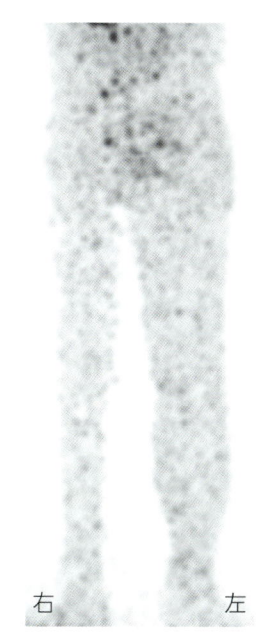 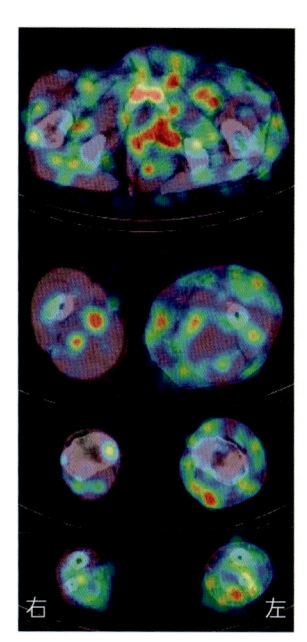

40歳10か月　　　　　　　　　　　　　40歳11か月

入院理学療法にて浮腫は著明に軽減した．治療後4年で現在平編みストッキング着用により現状維持し，仕事に就いている．
SPECT–CT リンパシンチグラフィでは両鼠径のリンパ節の描出なく，左下肢は浅リンパ流，深リンパ流にトレーサーの集積を認めた．左下肢はタイプⅤであった．

Point!

重症化した下肢原発性リンパ浮腫症例であるが，継続した圧迫療法により日常生活に大きな支障はなく，仕事に就くことが可能となった．

III リンパ浮腫のケーススタディ

下肢，下腹部，陰部

原発性/先天性
症例 17　中等症　リンパシンチグラフィタイプ Ⅲ　左下肢

症 例

男児．リンパシンチグラフィタイプⅢ．生下時より左下肢の浮腫を認めた．
成長につれ周径は増加したが，健側とのボリュームの比率に大きな変化はなし．MR で左下肢皮下の
リンパ管腫を認め，原発性リンパ浮腫の診断で当科紹介となった．

経 過

2歳4か月時　　当科初診．左下肢は非圧痕性浮腫を認めるが歩行に障害なし．保存療法はできず，
　　　　　　　　しばらく経過観察をすることとなった．
4歳6か月時　　検査可能な年齢となったため，SPECT–CT リンパシンチグラフィを施行した．
5歳4か月時　　全身麻酔下で左下肢にリンパ管静脈吻合術（3吻合）を施行した．

● 症例写真

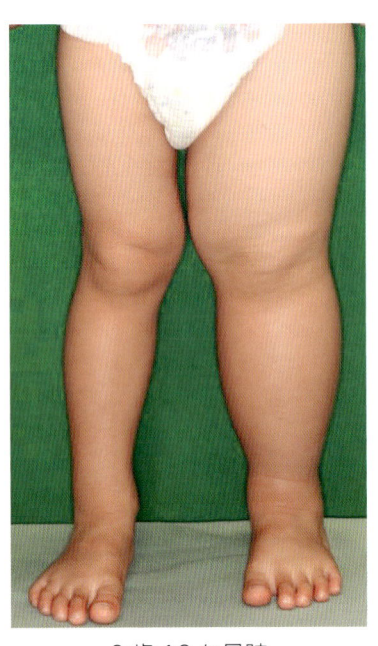
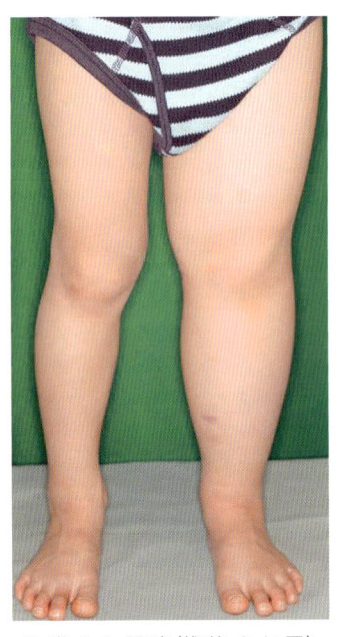

2歳10か月時

5歳6か月時（術後2か月）
左下肢は健側と比較して浮腫の比率が減少した．

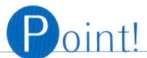oint!

小児のリンパ浮腫においてもすでに皮下の線維化が進む．リンパ管が変成しはじめるが吻合術は可能
であるので，早い時期に吻合術を考慮する．

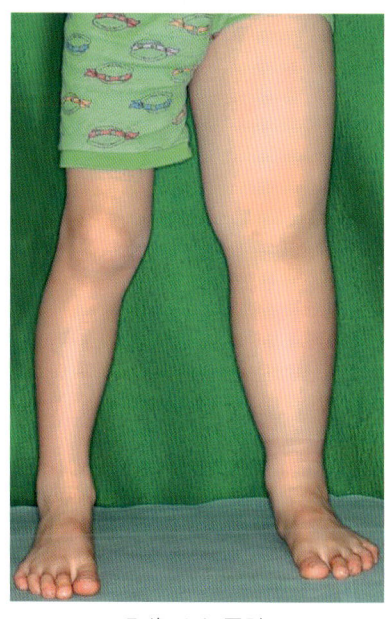
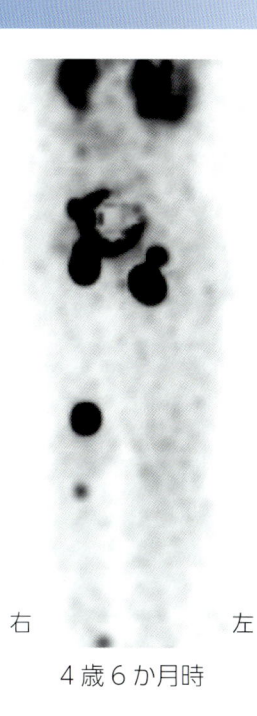
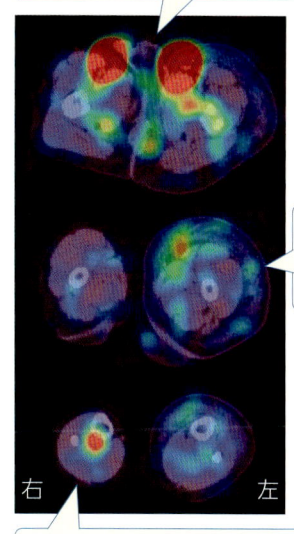

両鼠径リンパ節にトレーサーの集積を認める.

左大腿，下腿に皮膚逆流現象を認める.

5歳4か月時
左下肢は健側と比較して浮腫の比率は大きく変化していない.

4歳6か月時

右　　　左

右　　　左

右健側下肢は深リンパ流優位

● **術中写真**

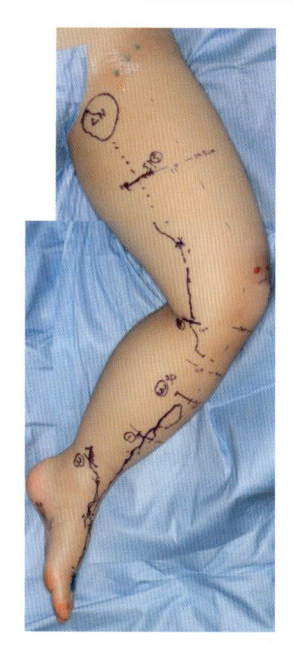
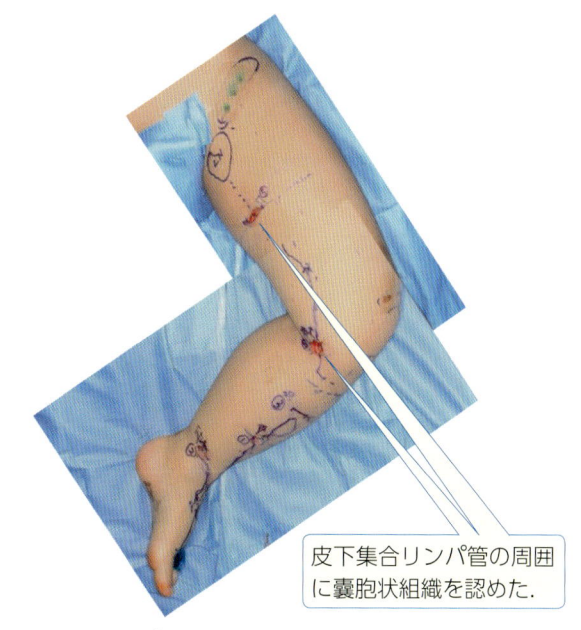

皮下集合リンパ管の周囲に嚢胞状組織を認めた.

5歳4か月時，リンパ管静脈吻合術施行
下腿はインドシアニングリーン赤外線蛍光リンパ管造影，大腿では SPECT-CT リンパシンチグラフィでリンパ管を同定し，5切開3吻合を施行した．皮下の集合リンパ管は嚢胞状組織に囲まれ，剥離は容易ではなかった．集合リンパ管壁は肥厚し，内腔の拡張を認めた.

Ⅲ リンパ浮腫のケーススタディ

下肢，下腹部，陰部

原発性/早発性

症例18　中等症　リンパシンチグラフィタイプⅢ
両下肢，大腿・下腿吻合開存例

症　例

女性．リンパシンチグラフィタイプⅢ，両下肢．17歳時より左足関節の浮腫を自覚した．

経　過

17歳時	左足関節の浮腫を自覚した．近医Aを受診し経過観察していたが軽快せず，他院Bで深部静脈血栓症を疑い精査したが異常なし．その後浮腫は膝から大腿へ広がった．
19歳時	他院Bで圧迫療法を開始した．その後当科を受診した．リンパシンチグラフィでは左下肢タイプⅢであった．
19歳6か月時	全身麻酔下に左下肢でリンパ管静脈吻合術（6吻合）を行った．その後の経過は良好であった．
23歳3か月時	さらなる浮腫の改善を目的に全身麻酔下に左下肢でリンパ管静脈吻合術（6吻合）を行った．術後経過は良好である．

● **症例写真**

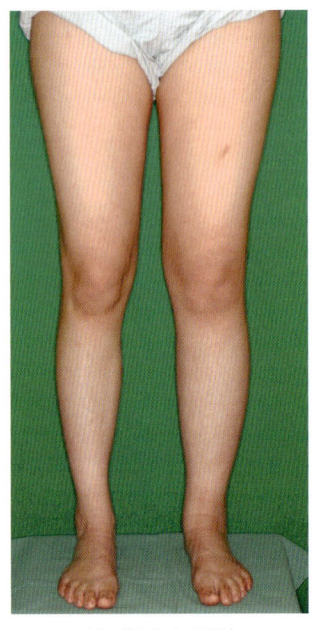

18歳9か月時

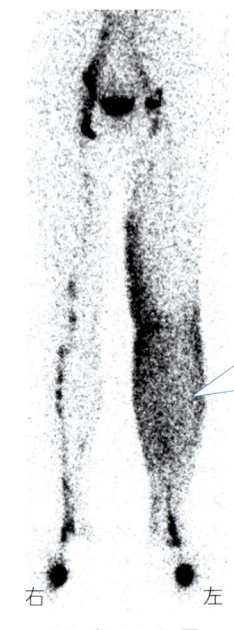

18歳11か月

鼠径リンパ節の描出は不良で，下腿と大腿に皮膚逆流現象を認める．

右　　　左

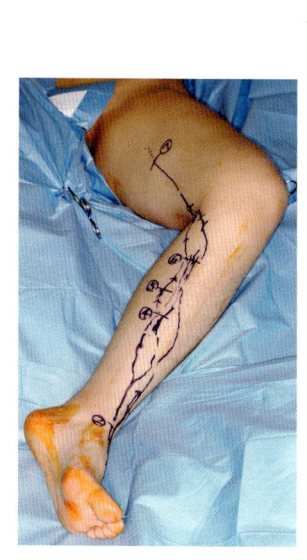
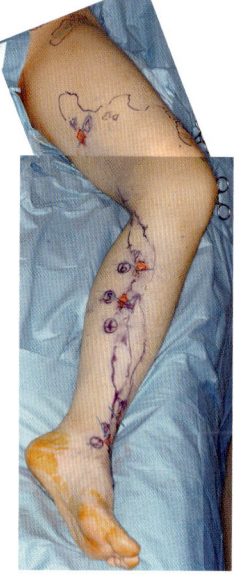
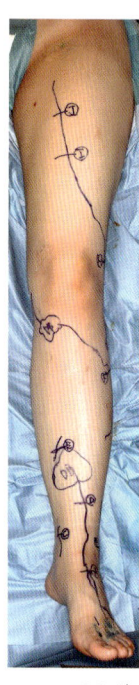
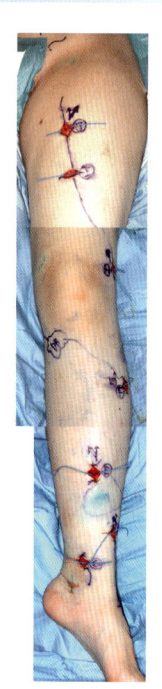

19歳6か月時
1回目リンパ管静脈吻合術（6吻合）施行. 左各趾間にインドシアニングリーンを注入すると，下腿内側から大腿内側に数条の線状蛍光を認めた. 足部に2吻合，下腿で3吻合，大腿で1吻合を行った.

23歳3か月時
2回目リンパ管静脈吻合術
（7切開6吻合）施行

● 経過

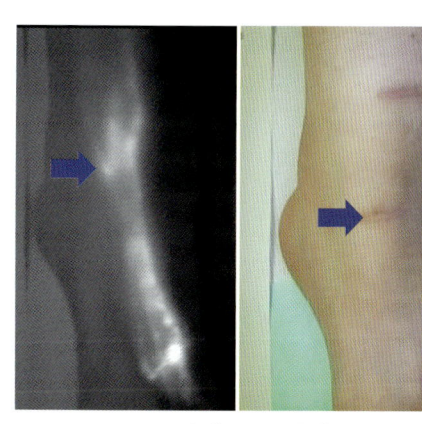
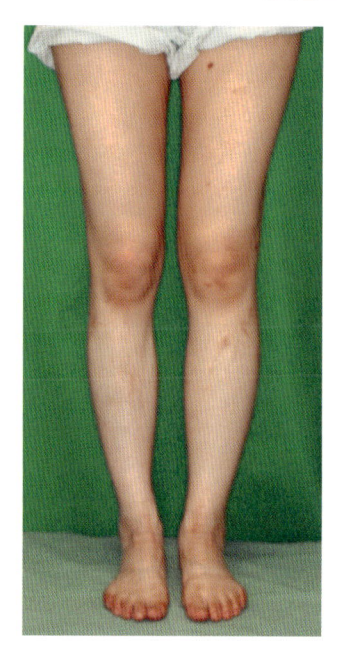

19歳7か月時
1回目の術後6か月に行ったインドシアニングリーン赤外線蛍光リンパ管造影では足関節上の吻合部で静脈にリンパが流れている.

26歳8か月時
1回目の術後7年，2回目の術後3年で，経過は良好である.

Ⅲ リンパ浮腫のケーススタディ

下肢，下腹部，陰部

原発性/早発性
症例 19　リンパシンチグラフィタイプ分類不能　足部

症　例

女性．右足背リンパ浮腫

経　過

34 歳 11 か月時	右足に痛みを認め，近医 A を受診し痛風を疑われたが諸検査で否定．さらに浮腫みはじめ膠原病を疑われ，ステロイドを内服したが浮腫の改善はなかった．その後，B 血管外科を受診し弾性着衣の着用を開始した．さらに C 医院を受診し，リンパ浮腫が疑われ当科紹介となった．
37 歳 10 か月時	当科を初診した．

● 症例写真

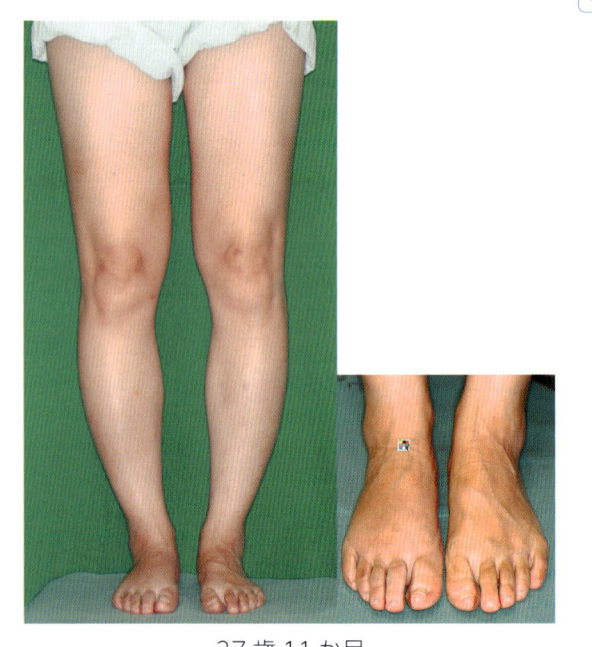

37 歳 11 か月

両足趾趾間にトレーサーを注入したリンパシンチグラフィでは右にはトレーサーの移動が見られなかった．

右足関節上にトレーサーを注入したリンパシンチグラフィでは右下腿から大腿にリンパ管の描出と鼠径リンパ節の描出を認めた．

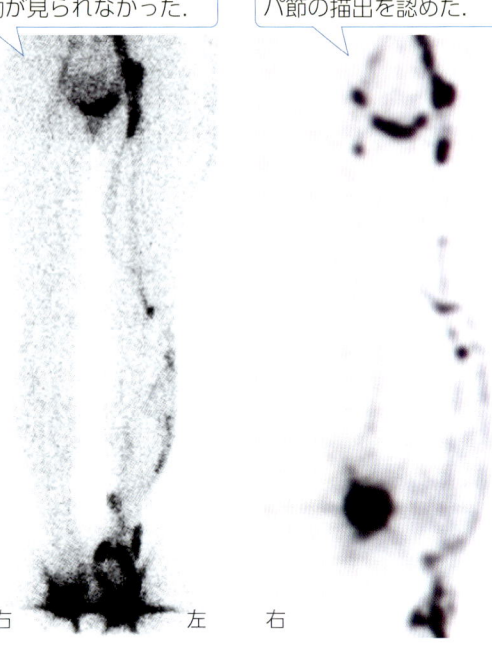

右　　　　　　左　　　　右　　　　　　左

38 歳 5 か月時　　　　39 歳 7 か月

リンパシンチグラフィ画像の左図はタイプⅤに分類されるが臨床所見と合わない．右図はタイプⅠに相当する．

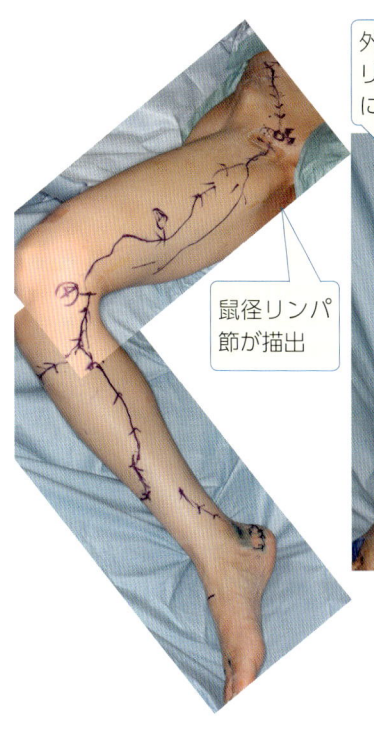

外顆にインドシアニング
リーンを注入し下腿外側
に線状の蛍光を認めた.

鼠径リンパ
節が描出

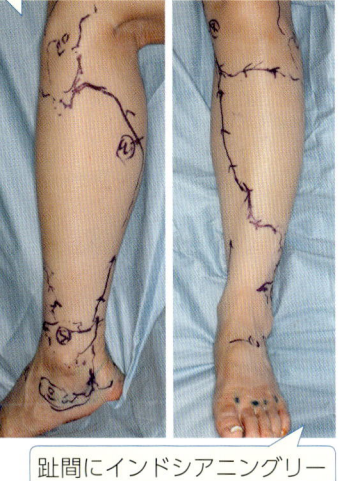

趾間にインドシアニンググリー
ンを注入するも全く線状の蛍
光を認めなかった.

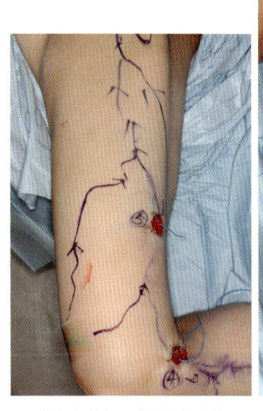

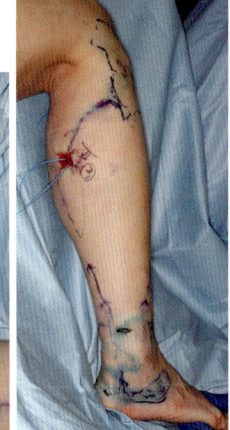

膝内側, 大腿内側　　　　下腿

42 歳 2 か月時
右下肢リンパ管静脈吻合術 (3 吻合)

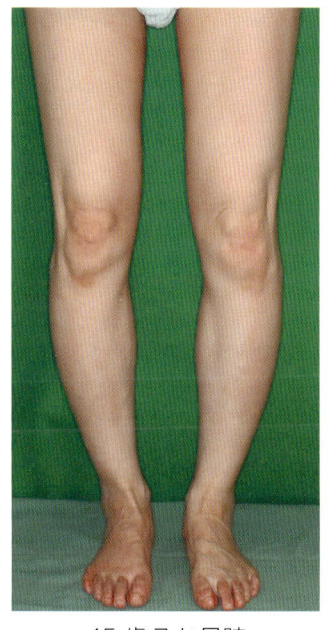

45 歳 7 か月時

Point!

足部に限局した原発性リンパ浮腫. インドシアニングリーン
やリンパシンチグラフィのトレーサーを趾間に注入してもリ
ンパに流れているかは確認できなかった. このような例では
浮腫の部位より中枢(足関節近位)にこれらを注入すると, リン
パ流を確認することができる.

III リンパ浮腫のケーススタディ

下肢，下腹部，陰部

原発性/遅発性

症例 20　中等症　リンパシンチグラフィタイプⅢ　両下肢，陰嚢

症　例

男性．リンパシンチグラフィタイプⅢ．両下肢原発性遅発性リンパ浮腫，陰嚢リンパ浮腫

経　過

50 歳時	特に誘引なく左下肢の浮腫を自覚した．近医を受診し血液検査，静脈疾患の精査を受けたが異常なし．その半年後から陰嚢の浮腫を認めるようになった．仕事は自動車の整備で，長時間立ったり座ったりしている．
51 歳時	食道がんの手術の治療で約 1 か月入院し一時下肢の浮腫は軽減したが，退院後再び左下肢の浮腫が強くなり弾性ストッキングを着用しはじめた．
53 歳 3 か月時	当科受診
53 歳 5 か月時	局所麻酔科に左下肢でリンパ管静脈吻合術（2 吻合）を施行した．
56 歳時	全身麻酔下に両鼠径部および陰嚢でリンパ管静脈吻合術（3 吻合）を施行した．

● 症例写真

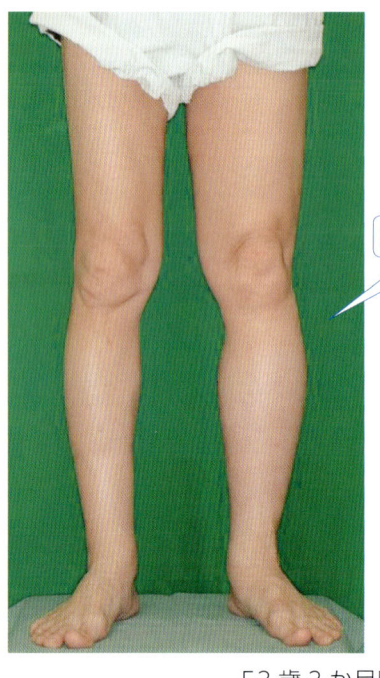

左下肢の浮腫を認める．

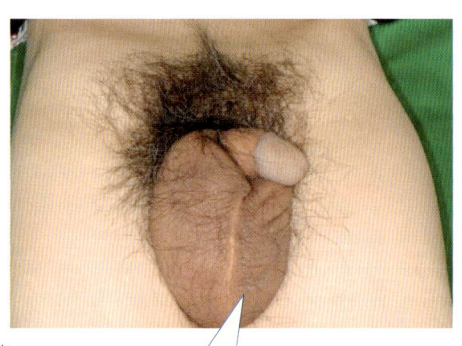

陰嚢の強い浮腫を認める．

53 歳 3 か月時

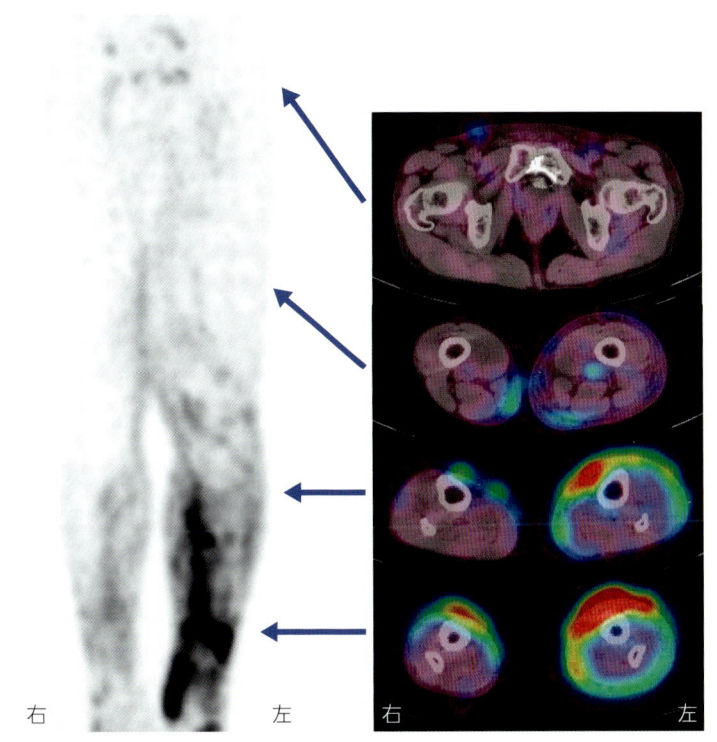

53歳3か月時
リンパシンチグラフィタイプⅢ(両下肢)

Point!

右下肢の周径は左下肢よりも細いが，リンパ機能障害の視点からは同程度になり，今後右下肢の周径が増加する可能性がある．このような男性の両側下肢リンパ浮腫では陰嚢のリンパ浮腫を伴うことがある．

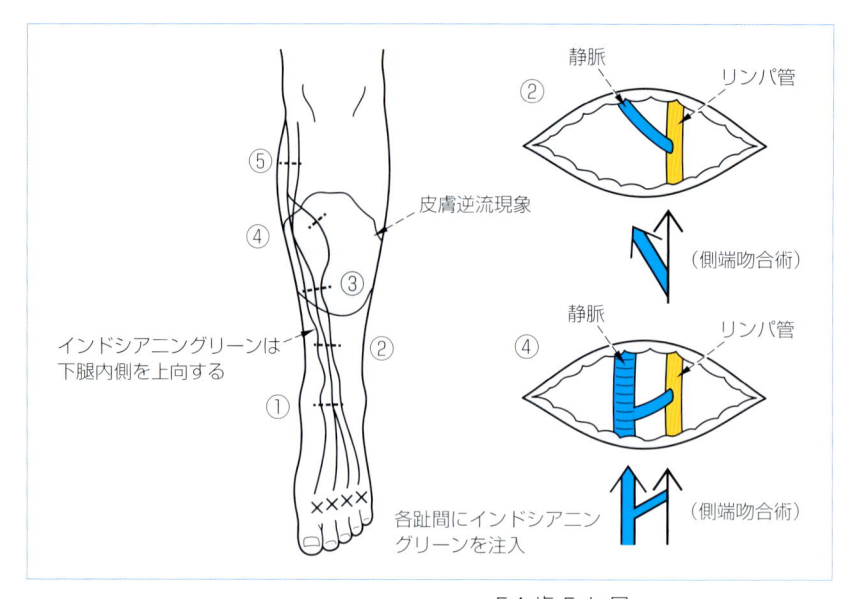
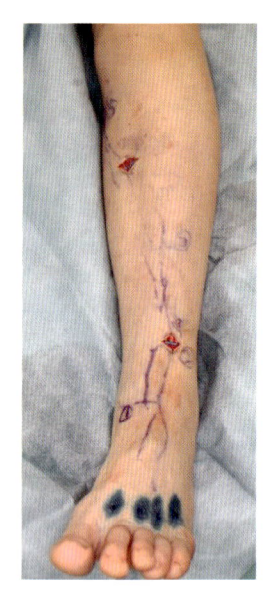

54歳5か月
局所麻酔下に足部，下腿部でのリンパ管静脈吻合術（2吻合）を施行

Point!

下肢リンパ浮腫に下腹部や陰部のリンパ浮腫を伴う場合，下肢の圧迫療法により下腹部や陰部の浮腫が悪化するので，早い時期に鼠径部のリンパ管静脈吻合術を考慮する．

● 術中写真②

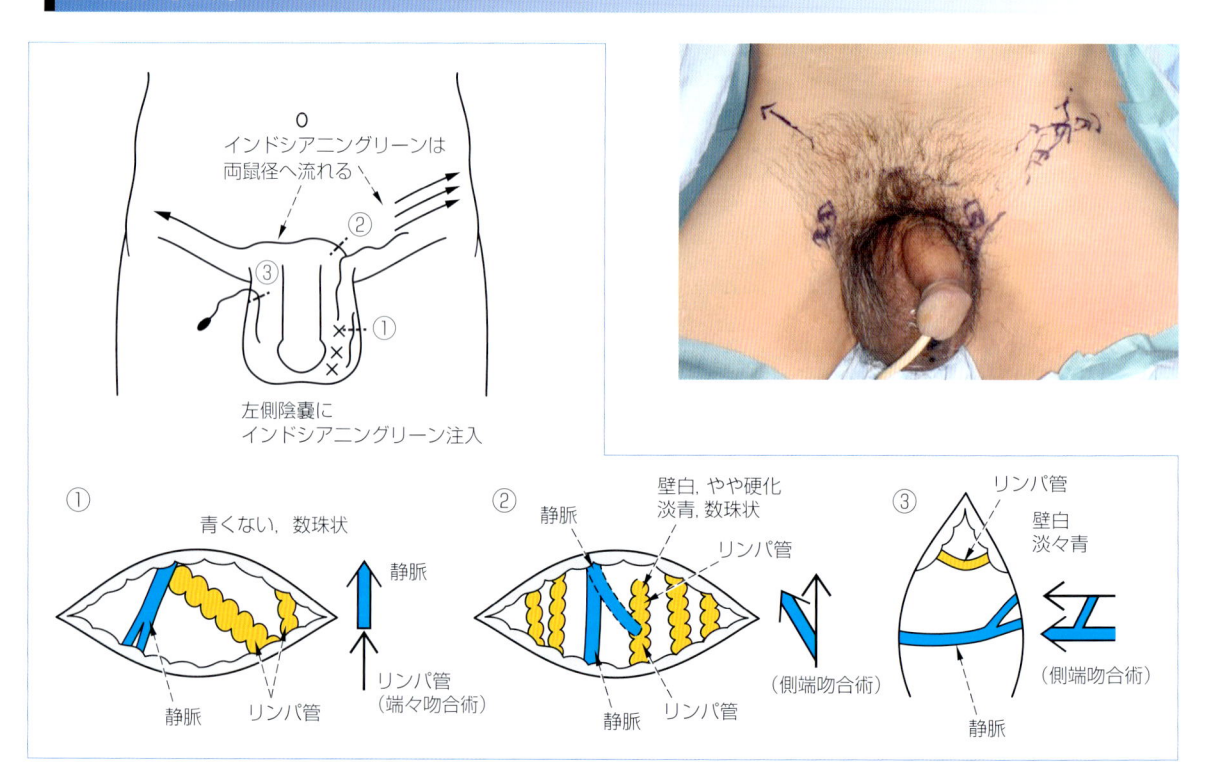

56歳0か月
全身麻酔下に鼠径部でリンパ管静脈吻合術（3吻合，陰囊部）

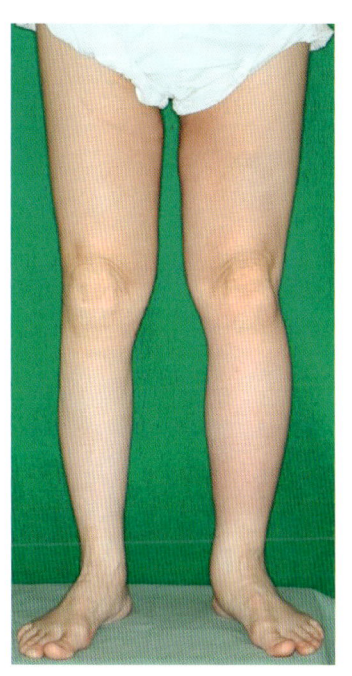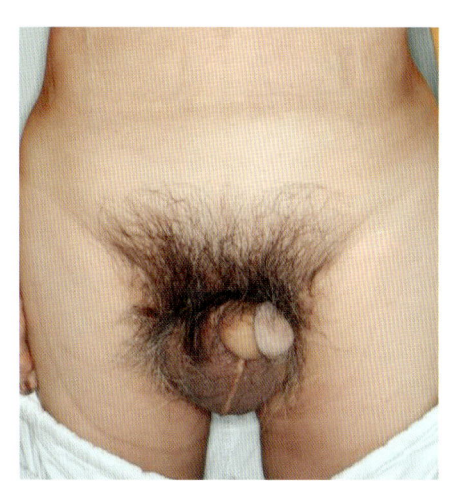

57歳2か月時
術後1年2か月，左下肢，陰囊浮腫が改善している．

Ⅲ リンパ浮腫のケーススタディ

下肢，下腹部，陰部

原発性/遅発性

症例 21 中等症 リンパシンチグラフィタイプⅣ 上下肢，不顕性乳糜例

症例

女性．リンパシンチグラフィタイプⅣ．右下肢，左上肢の原発性リンパ浮腫

経過

46 歳時	特に誘因なく左下肢の浮腫を自覚し，A 病院心臓血管外科を受診しリンパ浮腫と診断されたが，自然に軽快していた．
51 歳時	右下肢全体の浮腫を認め徐々に悪化し，日常生活での支障を生じるようになった．
56 歳時	B 病院受診後，当科を紹介受診し，SPECT-CT リンパシンチグラフィで原発性遅発性リンパ浮腫のタイプⅣと診断した．
57 歳時	右下肢に対して局所麻酔下のリンパ管静脈吻合術（2 吻合，右足関節，右下腿）を施行した．外径 1.5 mm に拡張したリンパ管を認めた．術中リンパ管から乳糜の流出を認めた．術後経過は良好で右下肢の周径は改善した．
59 歳時	さらなる改善を目的に全身麻酔下にリンパ管静脈吻合術（5 吻合）を施行した．術後の経過は良好でインドシアニングリーン赤外線リンパ管造影検査で吻合部の静脈への開存を認めている．

● 症例写真

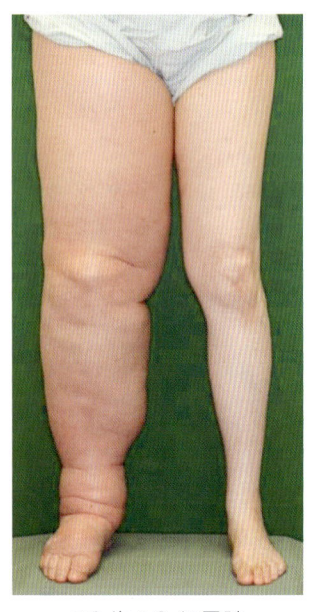
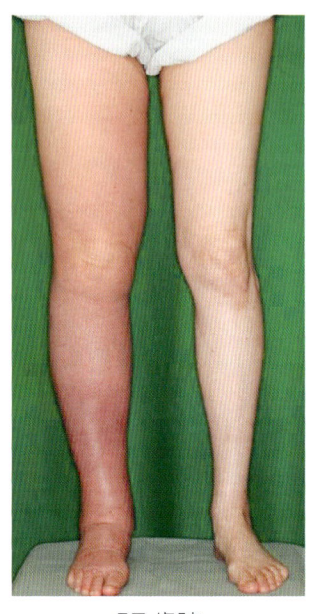

56 歳 10 か月時
初診時

57 歳時
保存治療後

Ⓟoint!

乳糜逆流を伴う右下肢の原発性遅発性リンパ浮腫症例．拡張したリンパ管は弁不全を生じていると思われ，その結果，乳糜逆流（手術時に判明，不顕性）をきたしている．患肢の皮膚が破綻すると乳糜瘻として顕性となる．

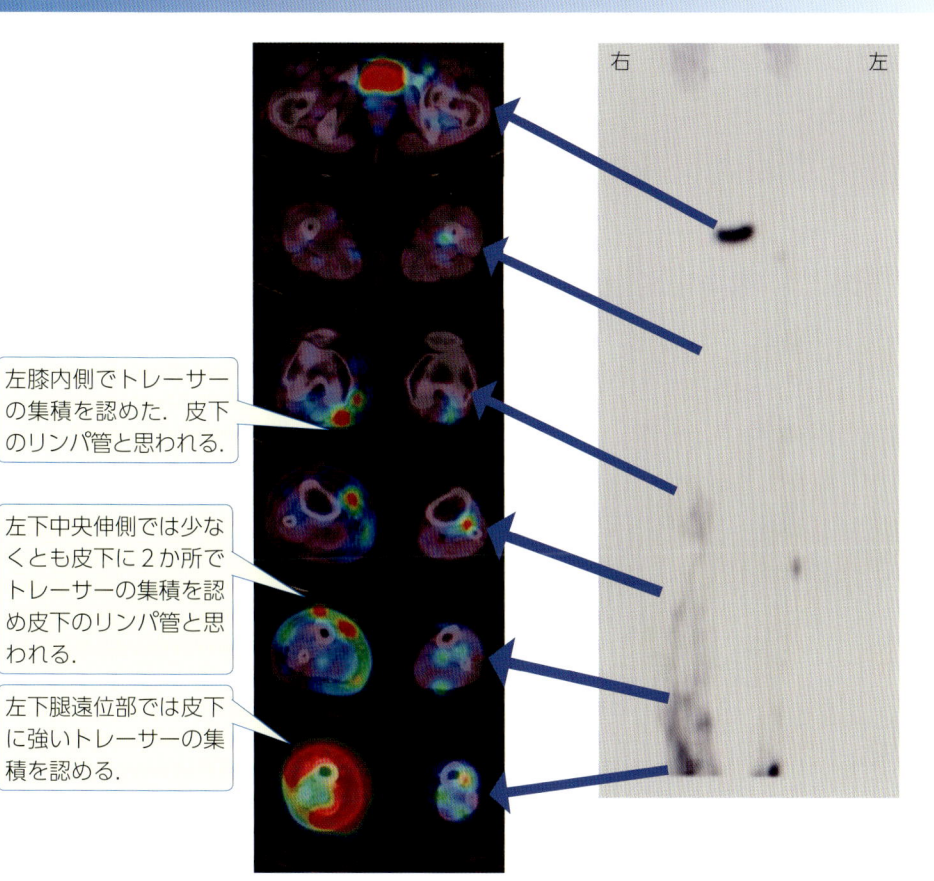

左膝内側でトレーサーの集積を認めた．皮下のリンパ管と思われる．

左下中央伸側では少なくとも皮下に 2 か所でトレーサーの集積を認め皮下のリンパ管と思われる．

左下腿遠位部では皮下に強いトレーサーの集積を認める．

56 歳 11 か月時
SPECT-CT リンパシンチグラフィ
分類ではタイプⅣ

＜1回目：局所麻酔下手術＞

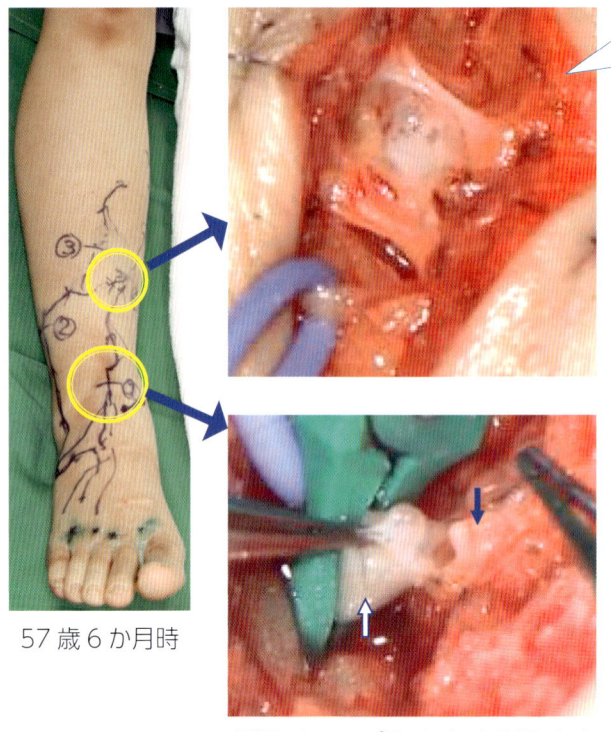

57歳6か月時

局所麻酔下に右下腿で2か所の吻合を行った．リンパ管は外径が1.5 mmで異常に拡張し，切開すると乳糜が漏れ出しリンパの逆流が起こっている．

拡張したリンパ管（➡）と静脈（⇨）

＜2回目：全身麻酔下手術＞

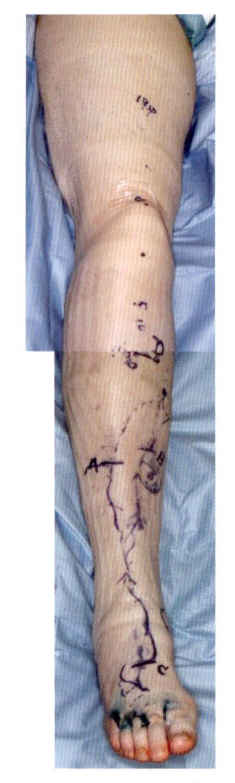 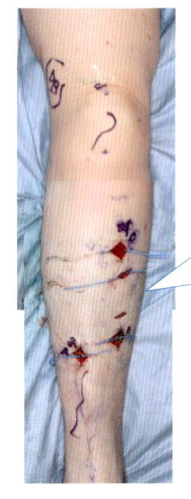

全身麻酔下に下腿で4か所の吻合を行った．前回同様に拡張したリンパ管を認めた．

59歳4か月

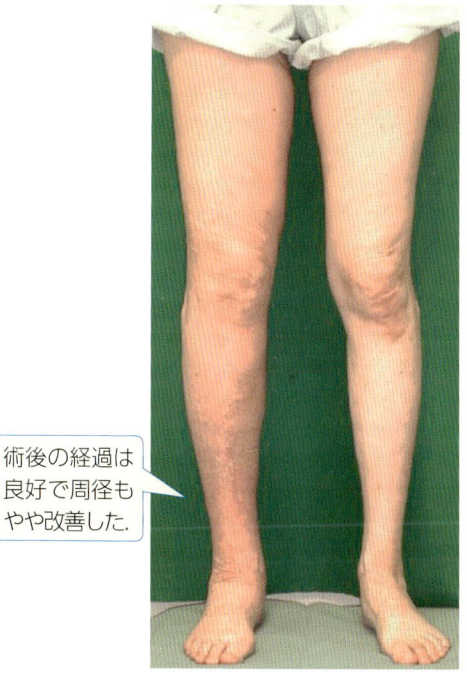
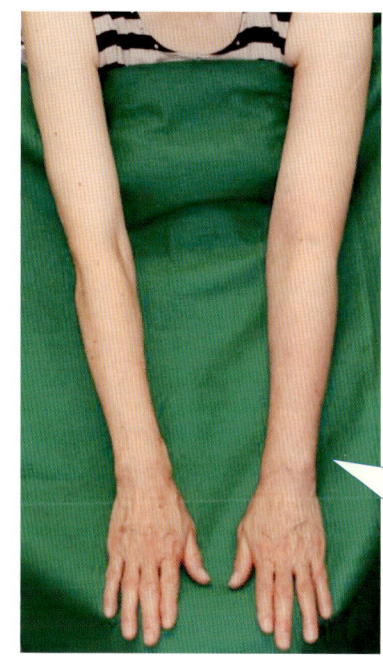

術後の経過は
良好で周径も
やや改善した.

左上肢もリンパ浮腫
を認め，リンパシン
チグラフィから原発
性遅発性リンパ浮腫
と診断した.

59歳7か月

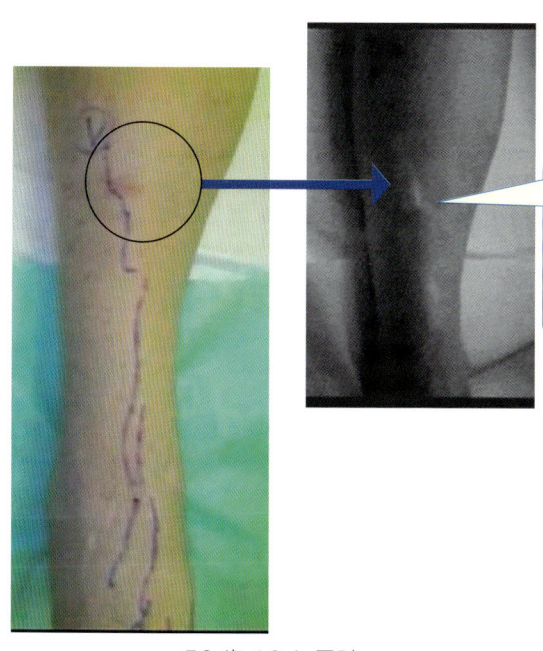

全身麻酔下手術後6か月のイン
ドシアニングリーン赤外線蛍光
リンパ管造影にて，下腿の吻合
部でリンパが静脈へ流れて開存
しているのを確認した.

59歳10か月時

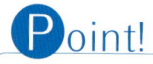oint!

下肢原発性リンパ浮腫では，遅れて上肢などに発症することがあるので注意が必要である.

Ⅲ リンパ浮腫のケーススタディ

下肢，下腹部，陰部

原発性/遅発性

症例 22　中等症　リンパシンチグラフィタイプⅢ　右下肢，大腿部を含む例

症例

女性．国際リンパ学会のクリニカルステージⅡb，リンパシンチグラフィタイプⅢ．大腿，下腿部浮腫あり．

経過

52歳8か月時	右大腿に浮腫を自覚した．また下腹部，右鼠径部の痛みを自覚し，浮腫が徐々に悪化したため，他院を受診しCTを施行した．多発性の鼠径リンパ節腫脹を指摘され，原発性リンパ浮腫の疑いで当科を受診した．当科にて圧迫療法を行い，右下腿の容積は減少した．
56歳6か月時	全身麻酔下にリンパ管静脈吻合術（4吻合）を行った．術後の経過は良好で大腿部での吻合部開存を認めている．

● 症例写真

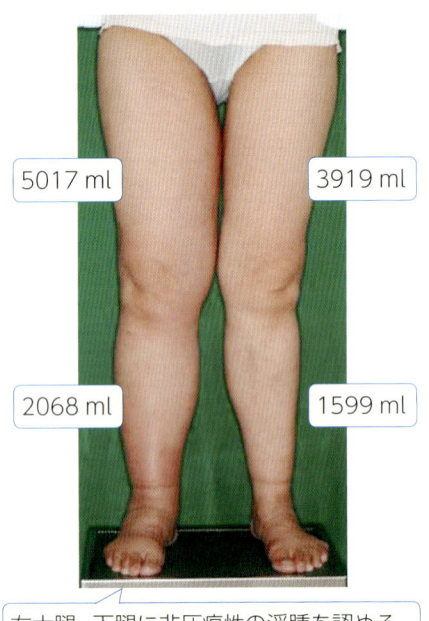

5017 ml　　3919 ml

2068 ml　　1599 ml

右大腿，下腿に非圧痕性の浮腫を認める．

52歳10か月時
数字は左右の大腿，下腿の容積を示す．

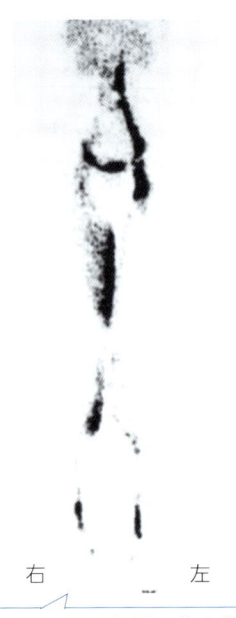

右　　　　左

右大腿，下腿内側に皮膚逆流現象を認めリンパシンチグラフィでタイプⅢ

53歳5か月時

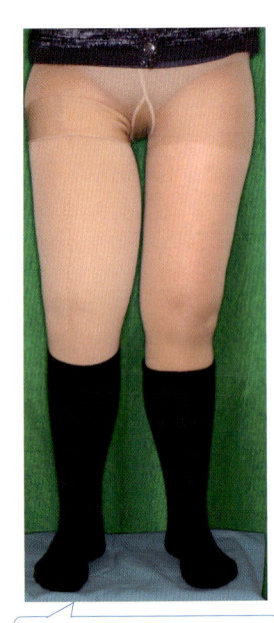

パンティストッキングタイプの弾性着衣とハイソックスで圧迫を始めた．

53歳4か月時

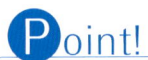**oint!**

リンパ管静脈吻合術有効例である．リンパ節腫脹からはじまった原発性リンパ浮腫で，リンパ管静脈吻合術により容積の減少が得られており，吻合部の開存を認めている．

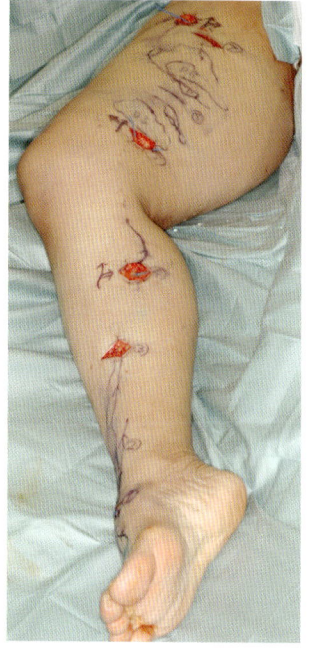

53 歳 6 か月時
リンパ管静脈吻合術（5 吻合）施行

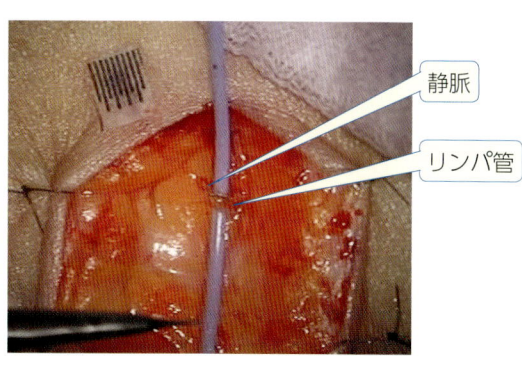

静脈

リンパ管

右大腿の吻合部

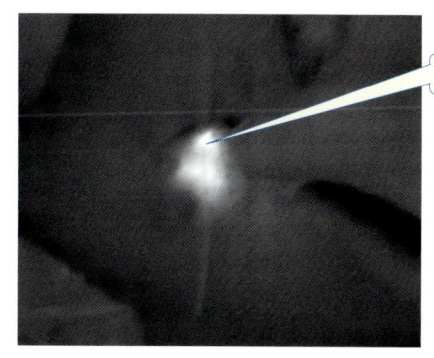

静脈へよく流れる.

吻合直後のインドシアニングリーン赤外
線蛍光リンパ管造影

● 経過

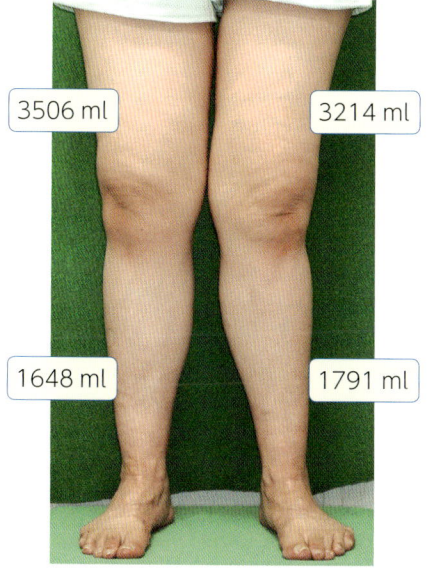

3506 ml　　3214 ml

1648 ml　　1791 ml

56 歳 9 か月時
数字は左右の大腿，下腿の容積
を示す．右大腿約 1500 ml の減
少となった．

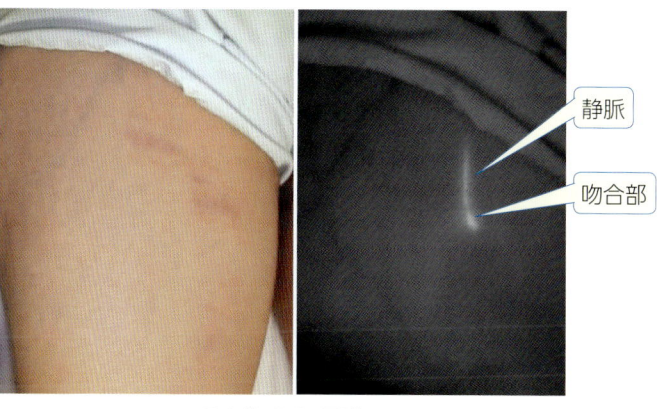

静脈

吻合部

54 歳 3 か月時
インドシアニングリーン赤外線蛍光リンパ管造影検査．
右大腿吻合部で開存を認める．

Ⅲ リンパ浮腫のケーススタディ

下肢，下腹部，陰部

原発性/遅発性

症例 23　中等症　リンパシンチグラフィタイプⅢ
　　　　　下肢，術後弾性ストッキング着用なし

症例

女性．リンパシンチグラフィタイプⅢ，原発性右下肢リンパ浮腫

経過

40 歳頃	右下肢の浮腫を自覚し，A 病院を受診し腹部エコー，MR 検査を施行した．特に異常なしとのことであったが，マッサージと保存療法を開始するも効果がなく，浮腫が悪化したため B 病院を受診した．リンパ浮腫の診断で当科を受診した．
50 歳 1 か月時	初診時，右下肢は全体的に赤く，周径が著明に増加していた．原発性リンパ浮腫の疑いでリンパシンチグラフィを施行し，リンパシンチグラフィタイプⅢで手術適応ありと判断した．
50 歳 8 か月時	全身麻酔下にリンパ管静脈吻合術（7 吻合）を施行した．

● 症例写真

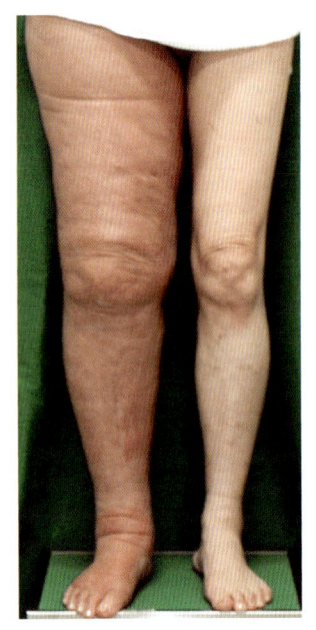

50 歳 1 か月時

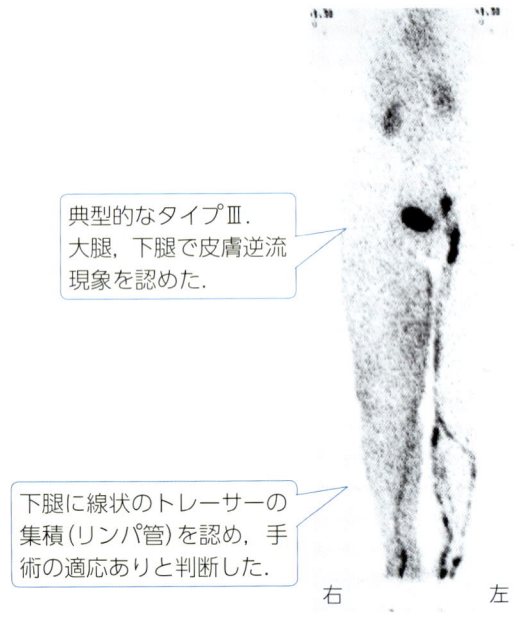

典型的なタイプⅢ．大腿，下腿で皮膚逆流現象を認めた．

下腿に線状のトレーサーの集積（リンパ管）を認め，手術の適応ありと判断した．

右　　　　左

50 歳 1 か月時
リンパシンチグラフィタイプⅢ

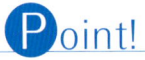oint!

原発性遅発性リンパ浮腫症例でリンパシンチグラフィタイプⅢ．リンパ管静脈吻合術で保存療法から完全に離脱した症例である．リンパ管静脈吻合術後 5 年以上の長期にわたり，吻合部の開存を認めている．

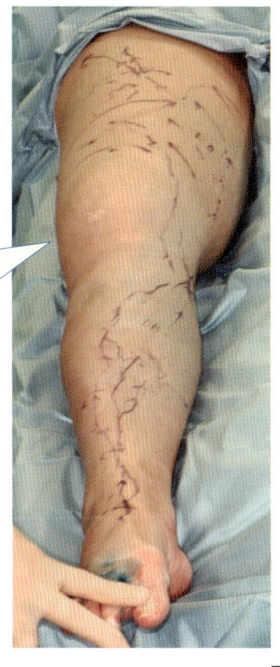
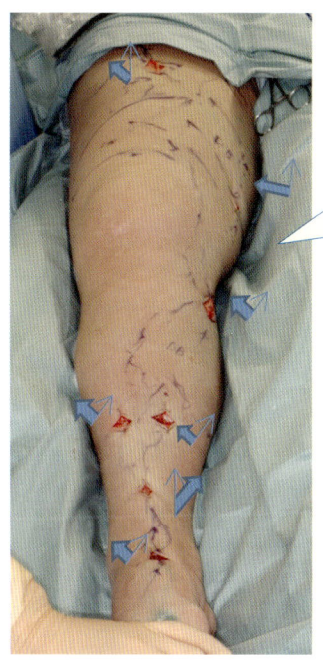

インドシアニングリーン赤外線蛍光リンパ管造影で皮下のリンパ管をマークする.

リンパ管に沿って7か所でリンパ管静脈吻合術を施行した.

51 歳時
リンパ管静脈吻合術 (7 吻合)
太い矢印：静脈, 細い矢印：リンパ管

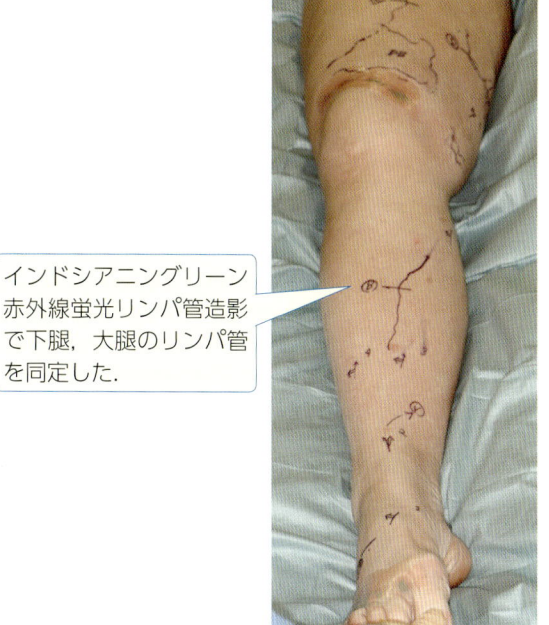
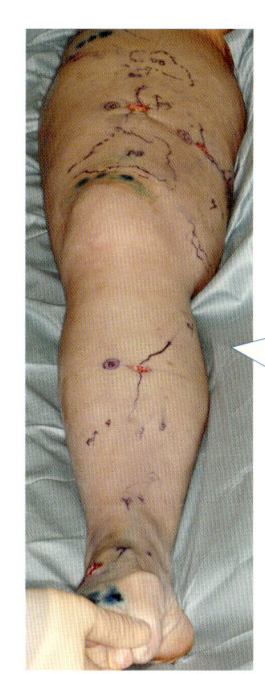

インドシアニングリーン赤外線蛍光リンパ管造影で下腿, 大腿のリンパ管を同定した.

下腿, 大腿で4切開し, そのうち2か所で吻合した.

52 歳時
リンパ管静脈吻合術 (2 吻合)

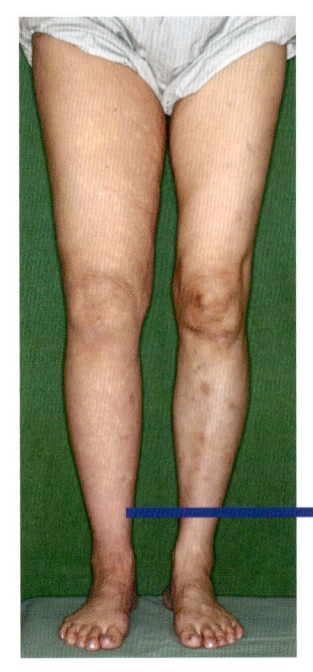

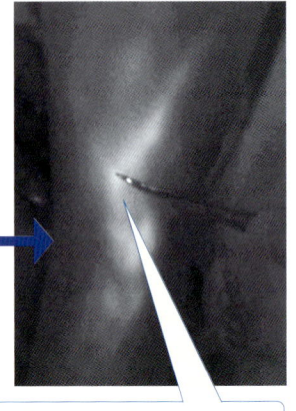

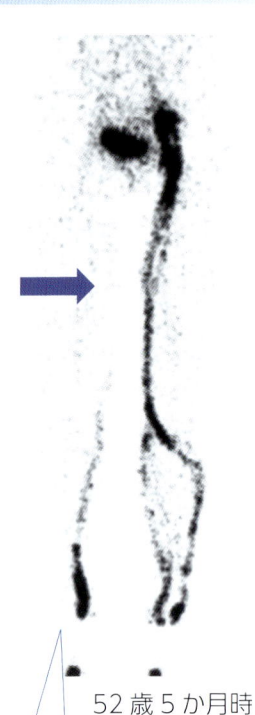

52歳5か月時

術後5か月のインドシアニングリーン赤外線蛍光リンパ管造影で右下腿の吻合部が開存していることを確認した.

52歳5か月時

術後のリンパシンチグラフィでは右下肢にあった皮膚逆流現象(矢印)が消失している.

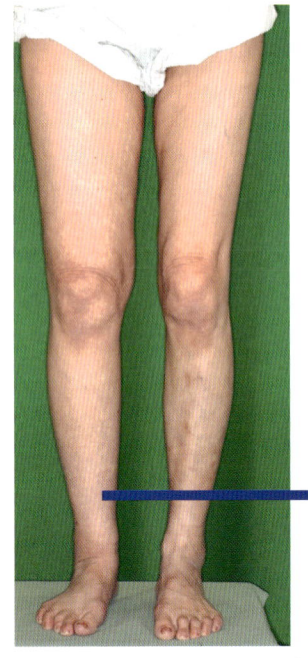

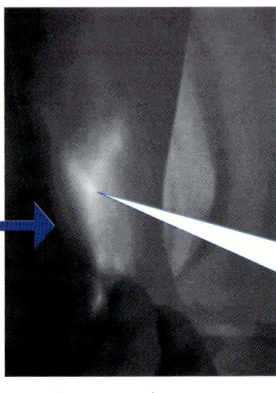

術後5年6か月のインドシアニングリーン赤外線蛍光リンパ管造影で右下腿の吻合部が開存していることを確認した.

57歳6か月時(術後5年6か月)
術後5年以上で吻合手術部が開存しており,その後も圧迫療法やマッサージ治療など必要とせずに日常生活を過ごしている.

III

リンパ浮腫のケーススタディ

上　肢

上　肢

続発性/乳がん

症例 24　中等症　リンパシンチグラフィタイプⅢ
右上肢，術後弾性スリーブ着用なし

症　例

女性．乳がん術後．リンパシンチグラフィタイプⅢ．右上肢リンパ浮腫．
リンパ管静脈吻合術施行から1年4か月後のインドシアニングリーン赤外線蛍光リンパ管造影検査で吻合部の開存を認めている．

経　過

42 歳頃	他院 A にて右乳がんに対し乳腺全摘とリンパ節郭清術を施行した．術後化学療法なし，放射線療法なし．
45〜46 歳頃	術後 3〜4 年頃に右上肢浮腫を生じ，他院 B にてマッサージを受けていた．
51 歳頃	その後他院 C に通院していたが手・指にも浮腫が出るようになった．
53 歳 3 か月時	当科初診
54 歳 8 か月時	右上肢にリンパ管静脈吻合術を施行（5 切開 5 吻合）した．
55 歳 11 か月時	術後インドシアニングリーン赤外線蛍光リンパ管造影を試行し，前腕の吻合部で開存を確認した．
57 歳 11 か月時	再度インドシアニングリーン赤外線蛍光リンパ管造影を試行し，前腕の同部で開存を確認した．その後弾性着衣を用いずに生活をしている．

● 症例写真

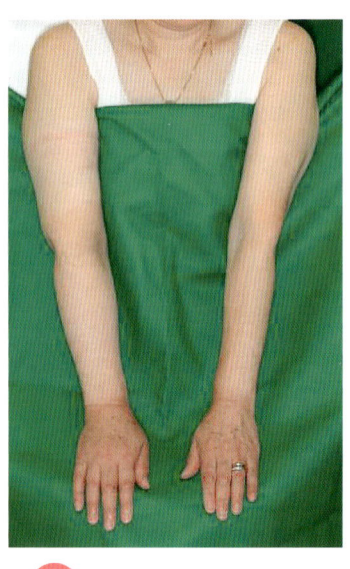

54 歳 1 か月時
スリーブ：メーカー・サイズ不明．
夜間は時々多層包帯か簡易圧迫
装具を着用していた．

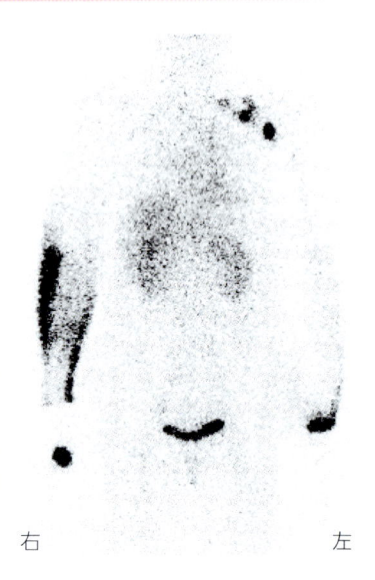

リンパシンチグラフィタイプ
Ⅲ（右上肢）
右上腕，前腕に皮膚逆流現象あ
り．右腋窩，鎖骨窩にリンパ節
描出なし．

右　　　　　　　　　　　左

Point!

乳がん術後の右上肢リンパ浮腫でリンパシンチグラフィタイプⅢ，中等症にあたる．リンパ管静脈吻合術にて吻合部開存を認め，弾性着衣を使用せずに生活している．

術直前のインドシアニングリーン赤外線蛍光リンパ管造影では手背から数条の線状の蛍光を認め，前腕では橈側，尺側に延びて皮膚逆流現象を認めた．

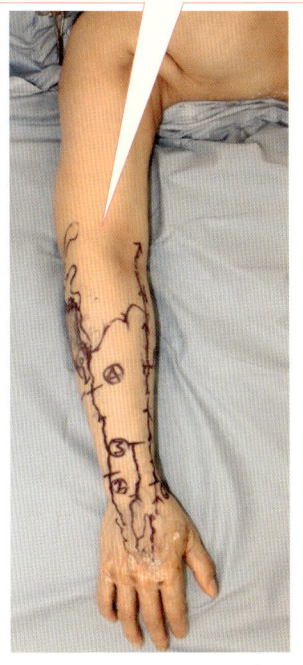
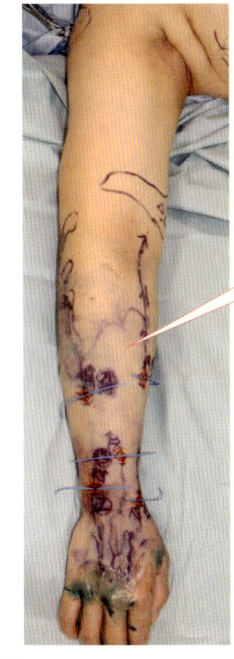

手関節から前腕にかけ，リンパ管静脈吻合術（5切開5吻合）を施行した．

54歳8か月時

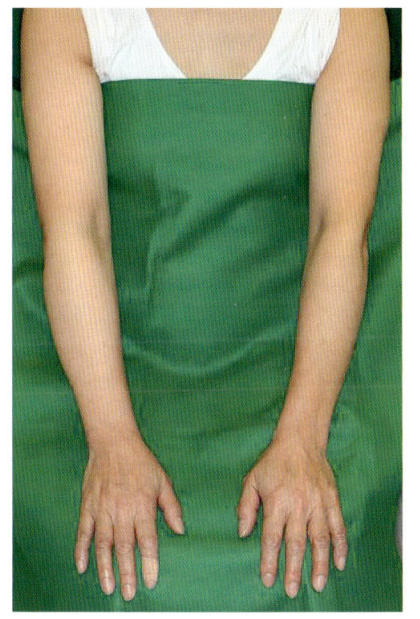

57歳4か月時
右前腕は左と比較してやや周径が多いが手背の周径は左右でほぼ同じであり，スリーブの着用はない．

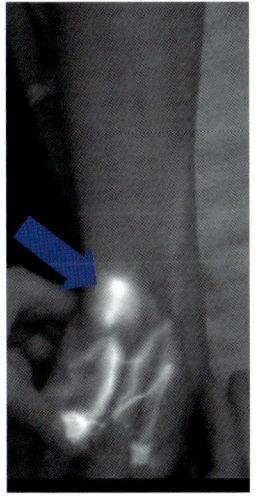
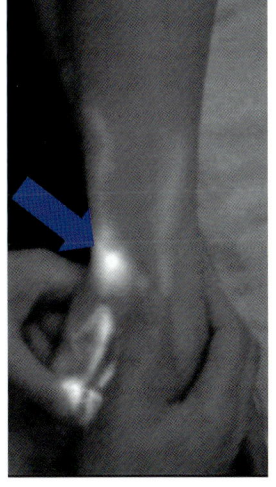

55歳11か月時（術後14か月）
手関節部の吻合部（矢印）が開存している．

III リンパ浮腫のケーススタディ

上　肢

続発性/乳がん

症例 25　中等症　リンパシンチグラフィタイプⅣ
左上肢，術後弾性スリーブ着用なし

症　例

女性．乳がん術後，リンパシンチグラフィタイプⅣ，左上肢．リンパ管静脈吻合術施行．吻合部の開存を認め，長期的に弾性スリーブによる保存療法が不要となった症例

経　過

40 歳時	他院 A にて左乳がんの診断で左乳腺全摘，腋窩リンパ節郭清術を施行した．
41 歳時	他院 A にて左乳房再建術を試行した．
57 歳時	左上肢の浮腫を認め，近医 B を受診し，漢方薬を内服した．
58 歳 2 か月時	左上肢に蜂窩織炎を起こし当科紹介となった．
59 歳 4 か月時	全身麻酔下に左上肢リンパ管静脈吻合術（6 切開 6 吻合）を施行した．
61 歳 8 か月時	インドシアニングリーン赤外線蛍光リンパ管造影では手関節部の吻合部で開存していることを確認している．

● 症例写真

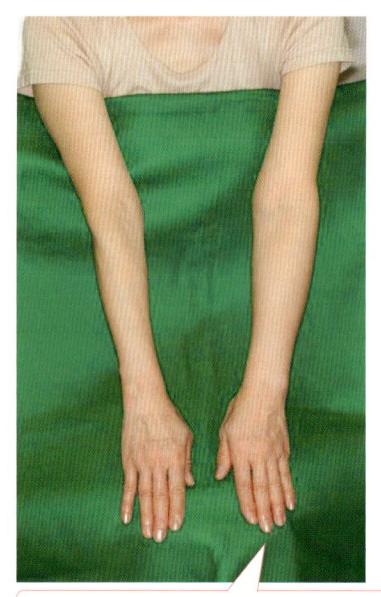

左前腕に浮腫を認め弾性スリーブを着用している．

58 歳 3 か月

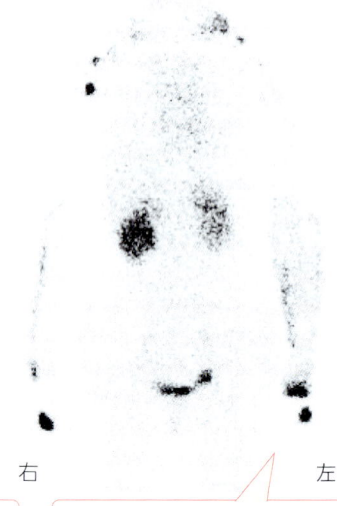

右　　　　　　左

左前腕部に皮膚逆流現象を認める．

58 歳 4 か月
リンパシンチグラフィタイプⅣ

Point!

乳がん術後の上肢リンパ浮腫では，リンパ管静脈吻合術により，術後弾性着衣をはずすことができる症例が多い．中等症まではリンパ管静脈吻合術の効果が期待できる．

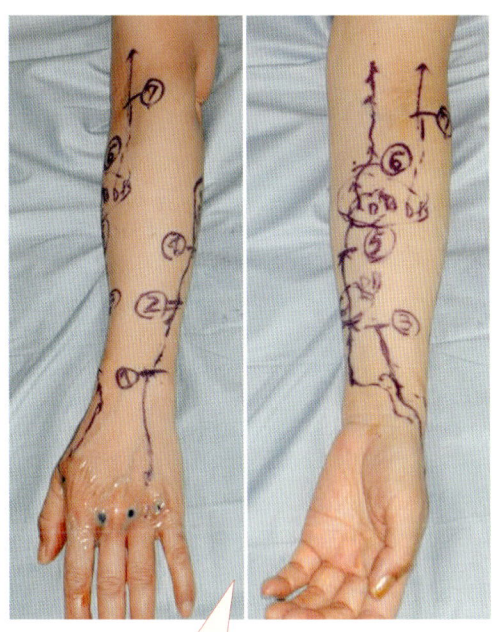

術中のインドシアニングリーン赤外線
蛍光リンパ管造影では手背から前腕に
線状の蛍光(リンパ管)が描出された.

59歳4か月時

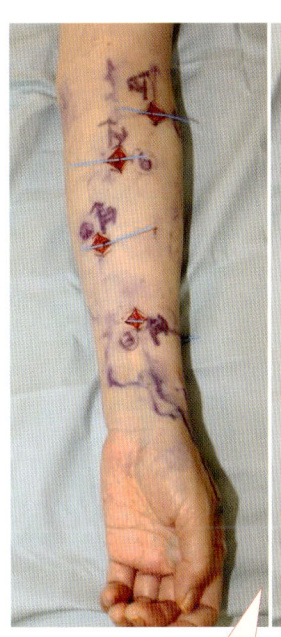

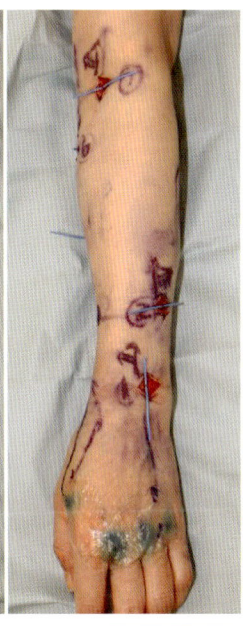

全身麻酔下に6吻合を施行した.

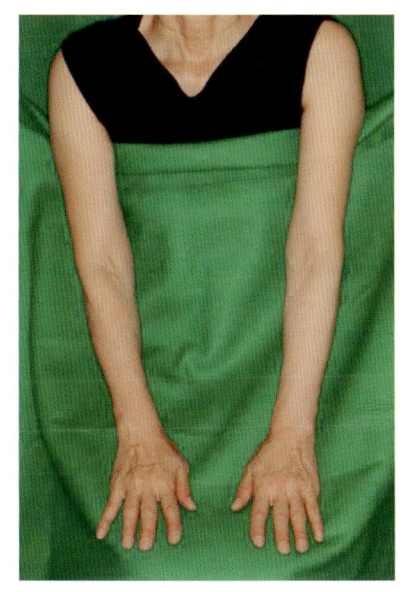

63歳5か月時(術後4年)
左前腕に浮腫を認めるが,現在弾
性スリーブは着用していない.

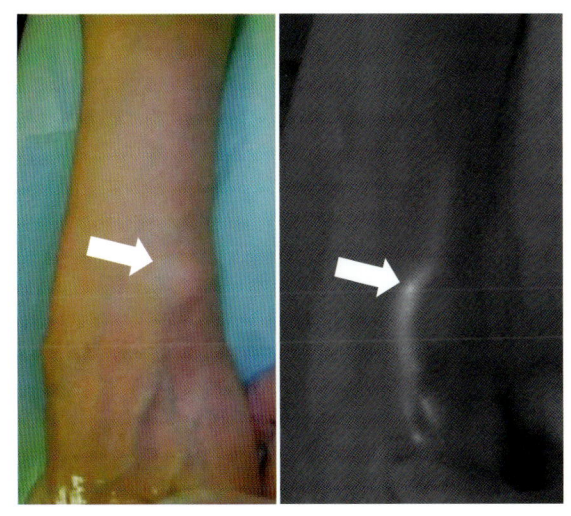

61歳7か月時(術後2年4か月)
インドシアニングリーン赤外線蛍光リンパ管造影
で前腕末梢部の吻合が開存していることを確認した.

III リンパ浮腫のケーススタディ

上 肢

続発性/乳がん

症例 26　重症　リンパシンチグラフィタイプV　左上肢

症 例

女性. 乳がん術後. リンパシンチグラフィタイプV, 左上肢リンパ浮腫. リンパ管静脈吻合術を施行し, 吻合部の長期開存を認めた例

経 過

50歳2か月時	左乳がんの診断で乳房部分切除, リンパ節郭清術を受けた.
51歳時	術後半年で化学療法を受け, その2か月後に放射線治療(60 Gy)を受けた. 放射線治療後3か月から左上肢の浮腫を自覚し, 他治療院を受診し当科紹介となった.
52歳2か月時	リンパ管静脈吻合術(左手背, 前腕各1か所, 計2吻合)を施行した.
56歳2か月時	術後4年で前腕部の吻合開存を確認した.

● 症例写真

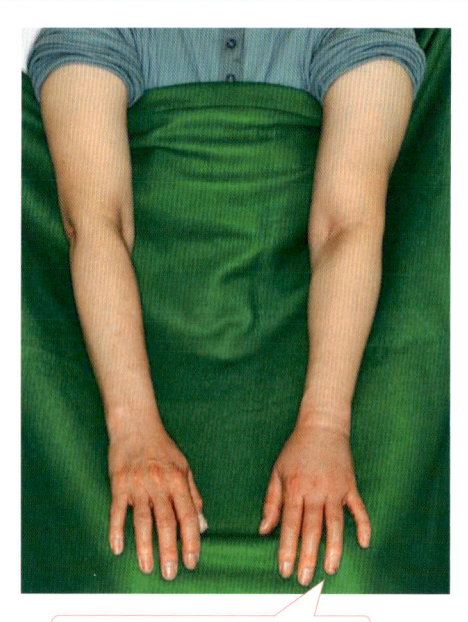

左上肢は, 手背から上腕にかけて浮腫を認めた.

51歳6か月

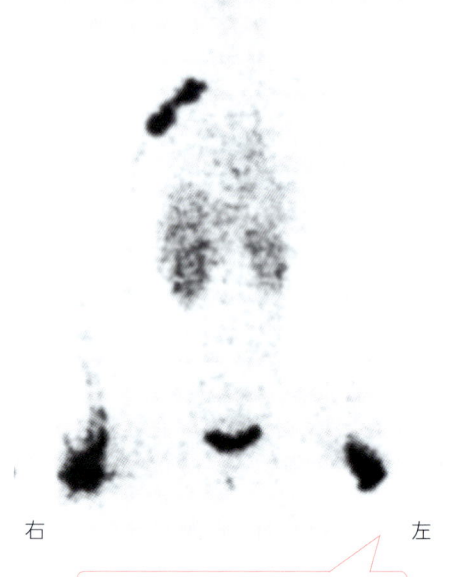

右　　　　　　　　　　左

左手関節上でトレーサーの集積が途絶えている.

51歳6か月

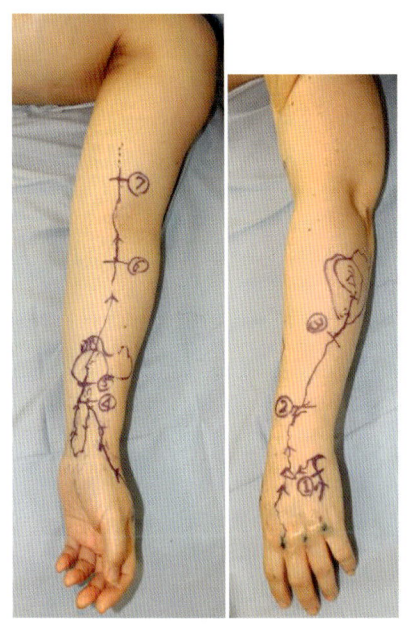
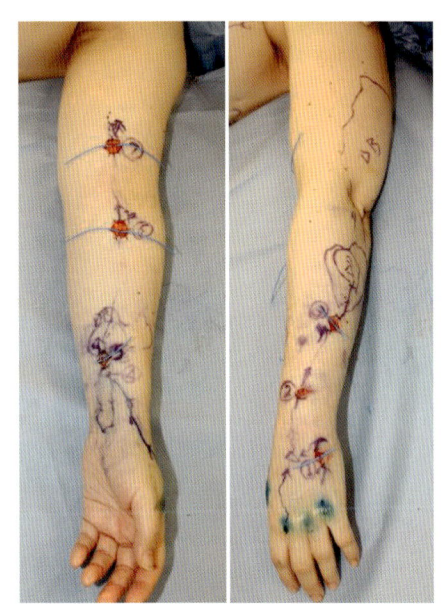

52 歳 2 か月時
リンパ管静脈吻合術（5 切開 2 吻合（前腕 2 か所））施行

● 経過

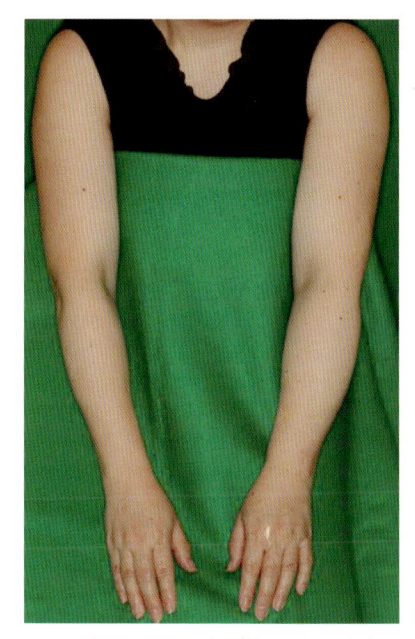
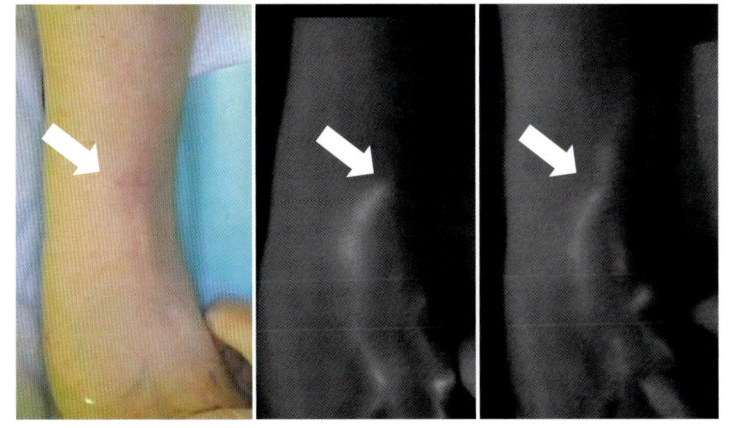

55 歳 11 か月時（術後約 3 年）
左前腕から末梢, 手背の浮腫は改善した.

56 歳 2 か月時（術後 4 年）
左前腕手関節上の吻合部（矢印）で静脈への開存を確認した.

Ⓟoint!

リンパ管静脈吻合術後 4 年を経過し, 前腕で 1 吻合の開存を認め, 圧迫療法を行わず左上肢の浮腫が良好にコントロールされている.

Ⅲ リンパ浮腫のケーススタディ

上 肢

続発性/乳がん
症例 27　左上肢，放射線潰瘍，神経障害例

症 例

女性．乳がん術後，左上肢リンパ浮腫，胸部皮膚潰瘍

経 過

38 歳時	左乳がんの診断で乳房切除．その後放射線治療を施行した．
63 歳 6 か月時	左鎖骨部と胸部の潰瘍を主訴に当科を受診した．
63 歳 8 か月時	鎖骨部の潰瘍に対して左鎖骨腐骨除去，大胸筋皮弁形成術を施行した．
75 歳 3 か月時	前胸部に腫脹を認め潰瘍を形成したため，前胸部腐骨除去後に局所皮弁で潰瘍を閉鎖した．その後は再発なく経過良好である．

● 症例写真

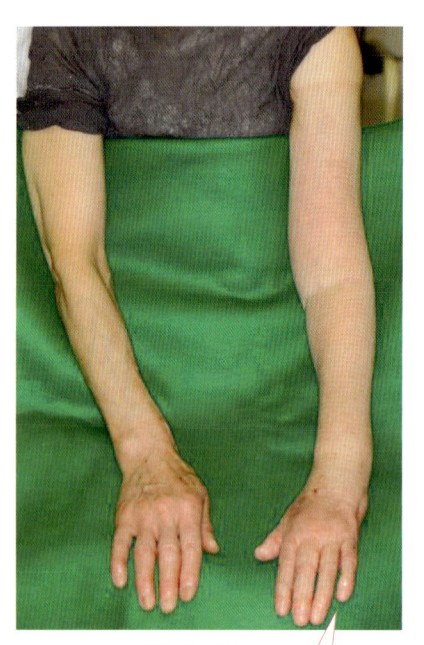

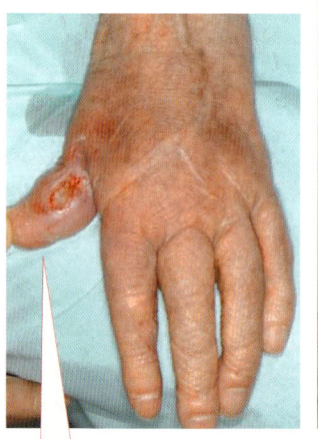

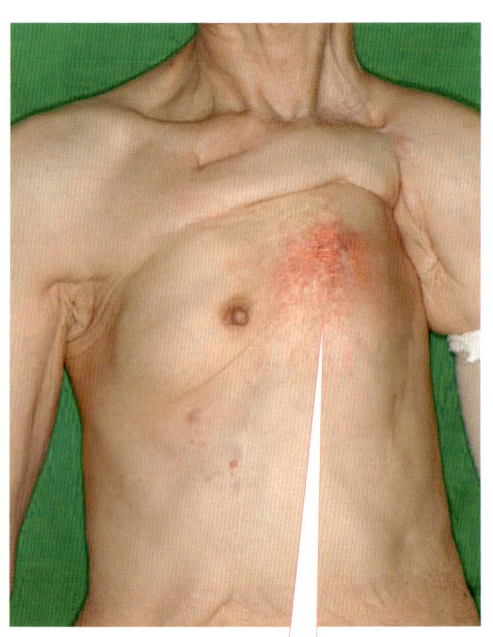

70 歳 4 か月

左乳がん術後で放射線治療を受けている．左上肢は全体で浮腫を認め，知覚鈍麻があり，肩から手まで運動麻痺がある．

左母指では知覚がなく圧迫包帯で一部皮膚が潰瘍となっている．

73 歳 1 か月

左腋窩の放射線潰瘍部は皮弁で閉鎖したが，前胸部の潰瘍が残っている．

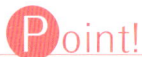oint!

乳がん治療後の上肢リンパ浮腫では放射線治療の影響で神経障害を伴う場合がある．神経障害で知覚の低下をきたしている例では弾性着衣などによる潰瘍形成に注意する．

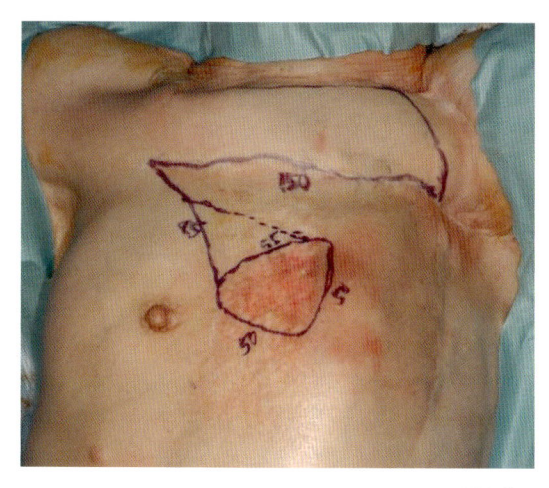

左前胸部の潰瘍と肋軟骨炎部切除を行い皮弁で修復した.

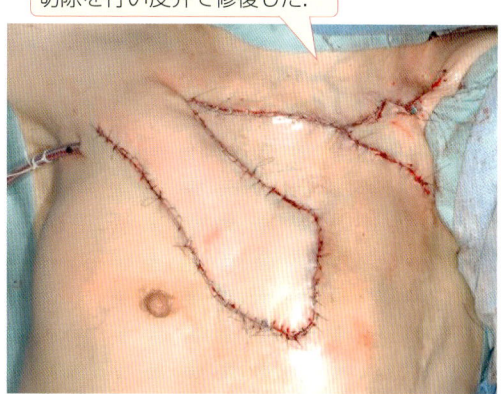

75 歳 5 か月時

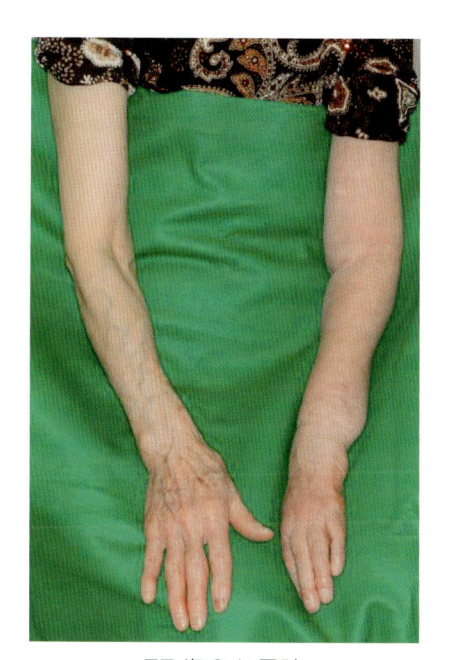

77 歳 3 か月時

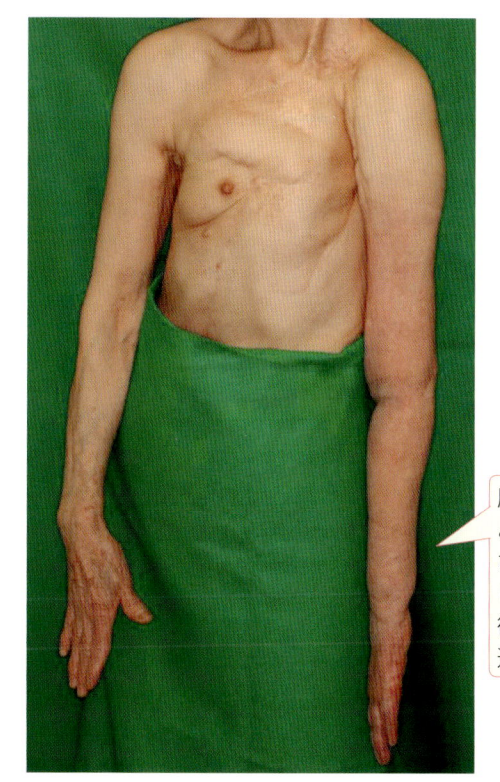

圧迫療法で浮腫はよくコントロールされているので, リンパ管静脈吻合術の適応とせず経過観察とした.

80 歳 6 か月時

Ⅲ リンパ浮腫のケーススタディ

上　肢

続発性/乳がん
症例 28　重症　リンパシンチグラフィタイプⅤ　四肢，抗がん剤影響例

症　例

女性．乳がん術後．リンパシンチグラフィタイプⅤ，上下肢，化学療法後四肢リンパ浮腫
タキサン系抗がん剤治療後に発症した左上肢リンパ浮腫．両下肢にも軽度の浮腫を認め，上肢では左手背から浮腫が生じ，上肢全体に及んだ．

経　過

32歳8か月時	左乳がん手術(乳房全摘＋リンパ節郭清術)．術後3か月間の放射線治療，5か月間の化学療法(タキサン系抗がん剤使用)を施行した．
33歳時	両側下腿の浮腫を自覚し，他治療院受診．5か月後より左手背，指に浮腫を自覚し弾性グローブ着用を開始した．
33歳7か月時	リンパシンチグラフィなどの精査を希望したため，当院を紹介受診した． 当院受診時，下腿の浮腫は改善傾向にあった．以後圧迫のみでほぼ改善した．下腿については化学療法後の一過性の浮腫と考えられた．

● 症例写真

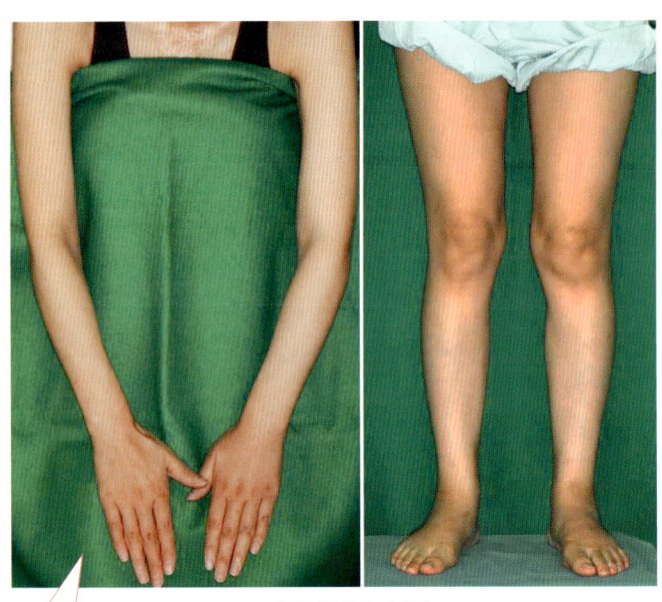

圧迫療法でも浮腫は軽減しなかった．

33歳7か月時
手背・指を中心に症状が強い．
皮膚は柔らかい．

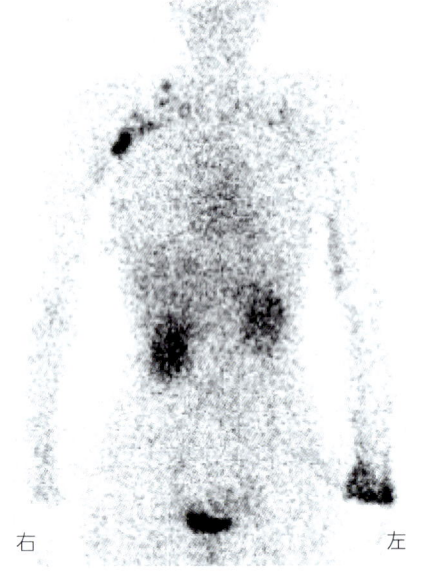

右　　　　　　　左

33歳7か月時
左上肢リンパシンチグラフィタイプⅤ

Ⓟoint!

タキサン系の抗がん剤により四肢のリンパ浮腫をきたした例．通常，浮腫は一過性(6か月程度)であるが，患側肢に浮腫が残ることがある．

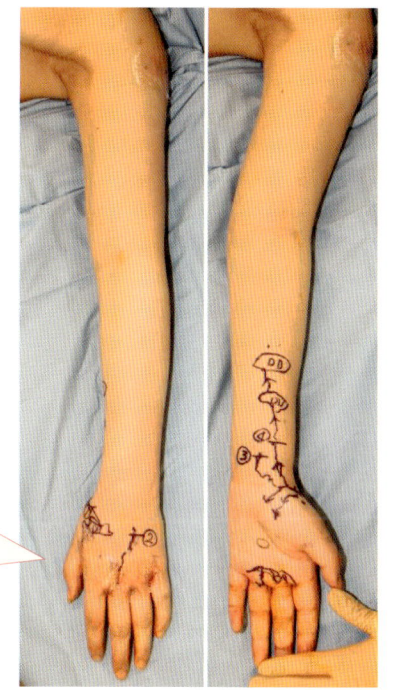
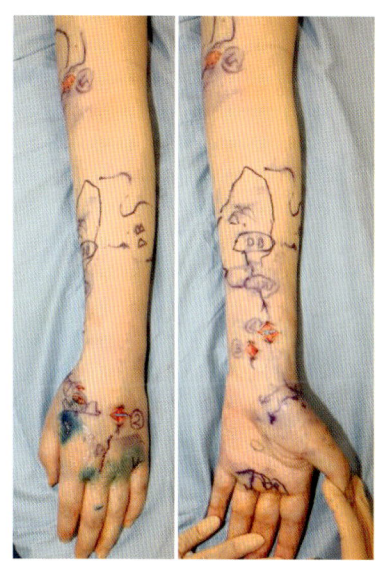

インドシアニングリーン赤外線蛍光リンパ管造影による集合リンパ管の同定は困難であった.

34 歳 2 か月時,左上肢リンパ管静脈吻合術(2 吻合)を施行
左各指間に注入したインドシアニングリーンは手背で皮膚逆流現象を認めた.そのなかで淡い線状の蛍光,また手関節屈側への流れを認め,それぞれで吻合を行った.上腕部での切開ではリンパ管を同定できなかった.

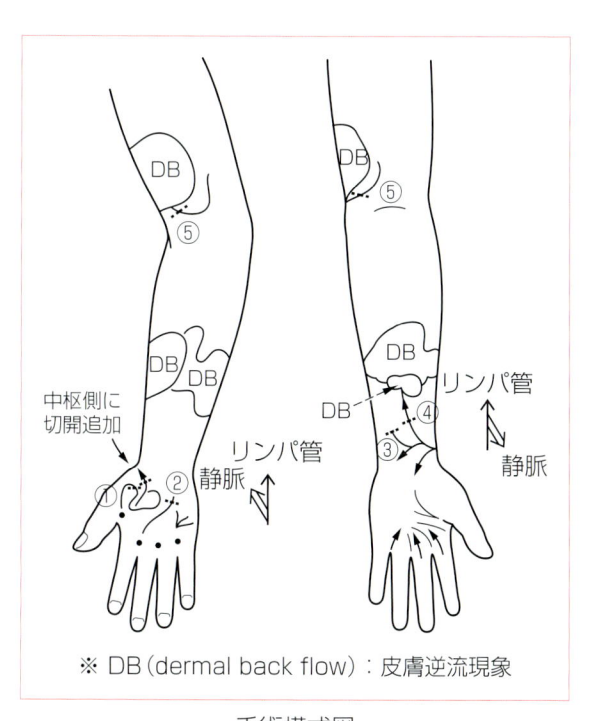

※ DB (dermal back flow):皮膚逆流現象

手術模式図
②,④にて吻合施術した.

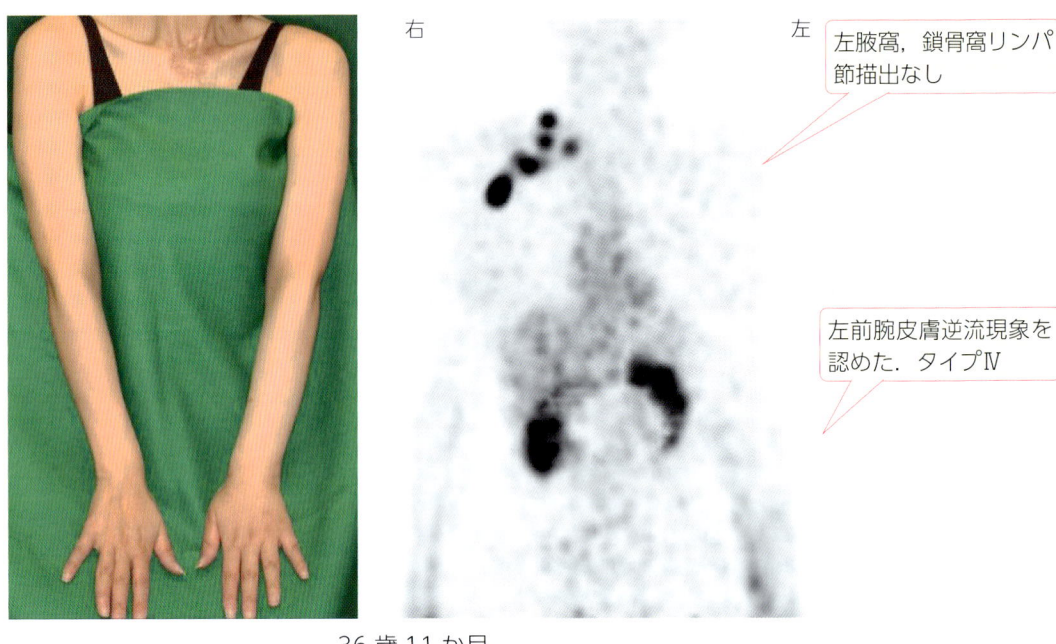

右　　　　　　　　　　　　　　左

左腋窩，鎖骨窩リンパ節描出なし

左前腕皮膚逆流現象を認めた．タイプⅣ

36 歳 11 か月
左上肢は大きな変化はなし．

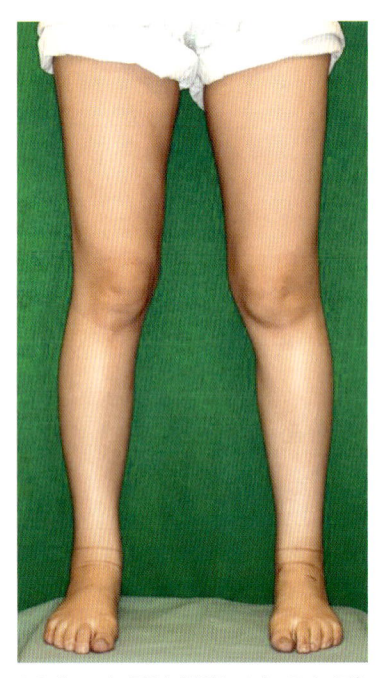

足背に皮膚逆流現象を認める．

右　　　　左

38 歳 7 か月時(術後 4 年 5 か月)
両下肢はやや浮腫が
増悪している．

37 歳 8 か月時

Ⅲ　リンパ浮腫のケーススタディ

上　肢

原発性/先天性
症例 29　重症　リンパシンチグラフィタイプⅤ（左）　左上下肢，頸部

症　例

女児（初診時）．リンパシンチグラフィタイプⅤ（左）．左上肢の先天性リンパ浮腫，頸部のリンパ管腫．その後左下肢のリンパ浮腫を発症した．

経　過

生下時より左上肢，左下肢，右頸部の浮腫を認めていた．
3 歳 11 か月時　　　当科紹介受診．左上下肢リンパ浮腫，左手，右頸部リンパ管腫の診断であった．
6 歳時　　　　　　上肢リンパシンチグラフィを施行した．
11 歳 5 か月時　　　左手背部リンパ管腫減量術を施行した．
17 歳 6 か月時　　　左手背部リンパ管腫減量術を施行した．
20 歳 6 か月　　　　左手背，左前腕のリンパ管腫の切除，減量術を施行した．

● 症例写真

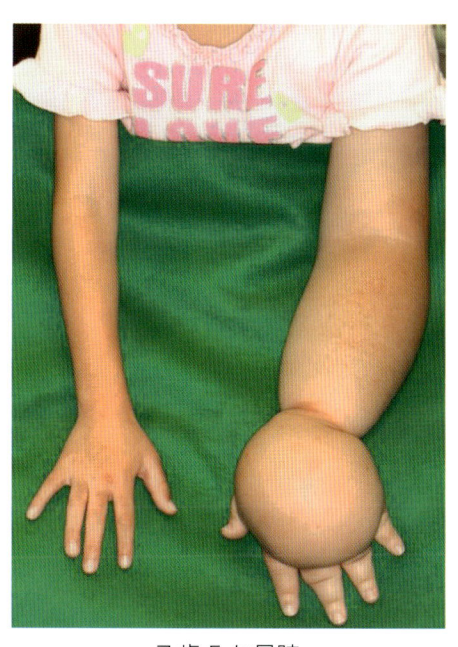

7 歳 5 か月時

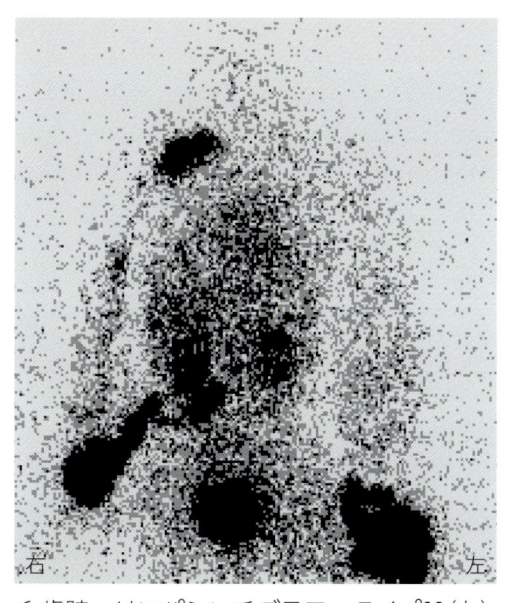

6 歳時，リンパシンチグラフィタイプⅤ（左）
リンパシンチグラフィでは左手にトレーサーが留まり，左腋窩，鎖骨窩リンパ節の描出はない．

Point!

先天性リンパ浮腫ではときにリンパ管腫を伴い，浮腫が多発することがある．リンパ管腫を伴う浮腫は圧迫療法に抵抗性があり，減量術の適応となる．

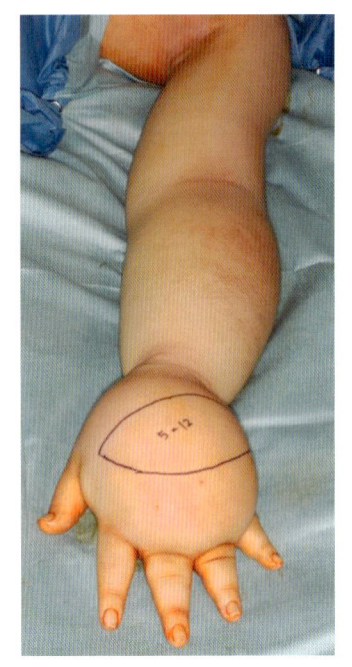
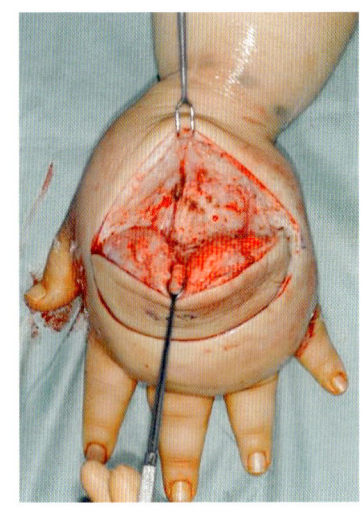

11 歳 5 か月時
全身麻酔下に左手背の浮腫組織減量術を行った.

● 経過

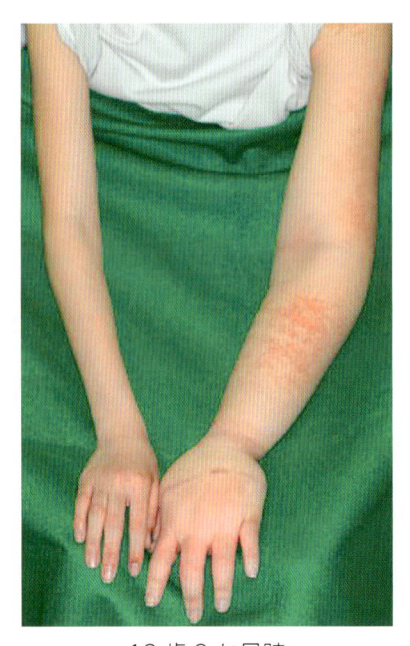

13 歳 3 か月時

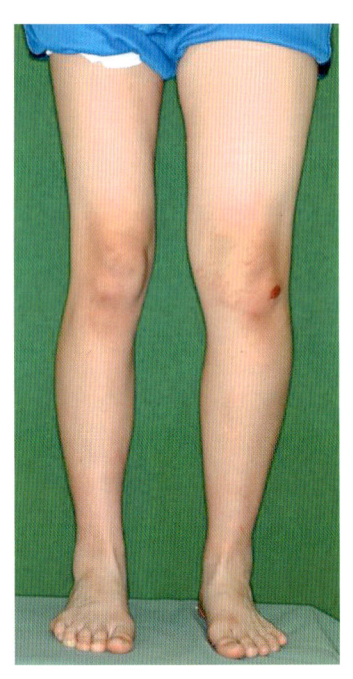

14 歳 4 か月時
左大腿, 下腿の浮腫を認める.

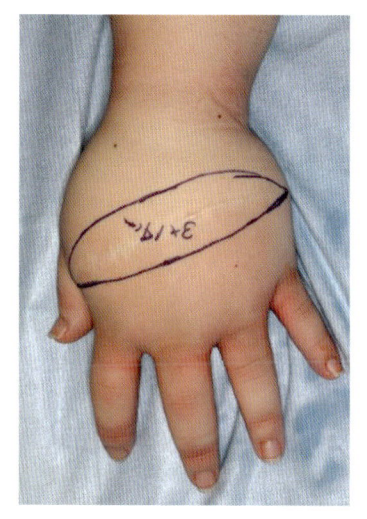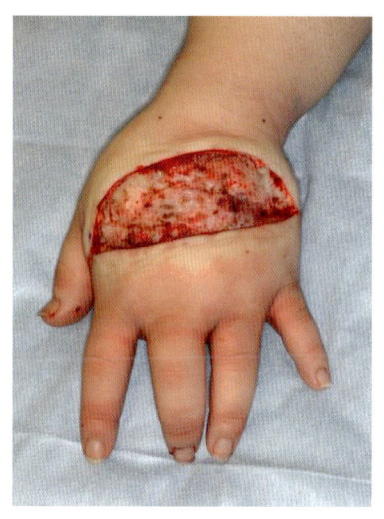

17歳6か月時
浮腫組織減量術2回目

● 経過

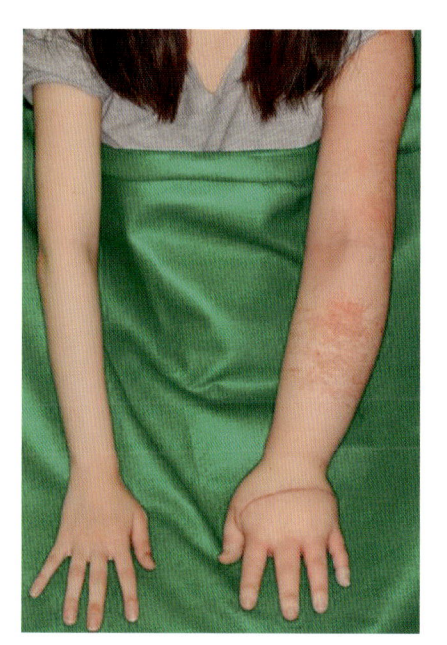

18歳5か月時

Ⅲ リンパ浮腫のケーススタディ

上 肢

原発性/早発性
症例 30　中等症　リンパシンチグラフィタイプⅣ　右上肢

症 例

男性．リンパシンチグラフィタイプⅣ．小児期に発症した右上肢原発性リンパ浮腫とリンパ管腫の合併例．53 歳 6 か月時に手術した．

経 過

5 歳頃	右前腕の浮腫を認めた．
51 歳頃	1 年前より浮腫が悪化したため，当科受診となった．MR にて右前腕皮下にリンパ管腫を認め，リンパシンチグラフィでは前腕にトレーサーの集積を認めた．これらの検査所見から右上肢のリンパ浮腫にリンパ管腫が合併していると診断した．
	保存治療を始め，わずかに浮腫が改善し右患肢の周径が減少したが，蜂窩織炎を年に 3〜4 回起こし，再び周径が増加したので手術適応と判断した．
53 歳時	リンパ管静脈吻合術を施行し，術後一時周径が改善した．

現在弾性着衣は着用せず，蜂窩織炎の再発はない．

● **症例写真**

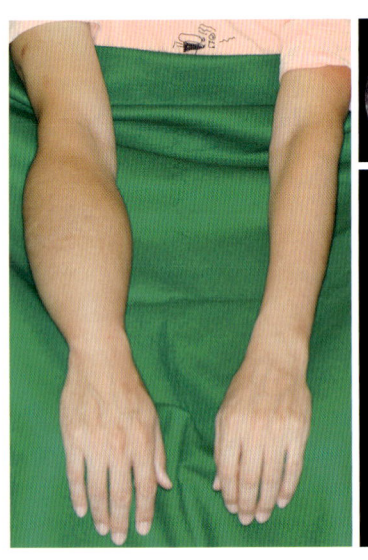

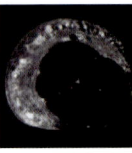

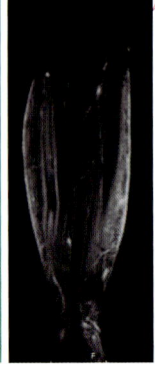

> MR では右前腕伸側皮下にリンパ管腫と思われる高信号領域を認める．

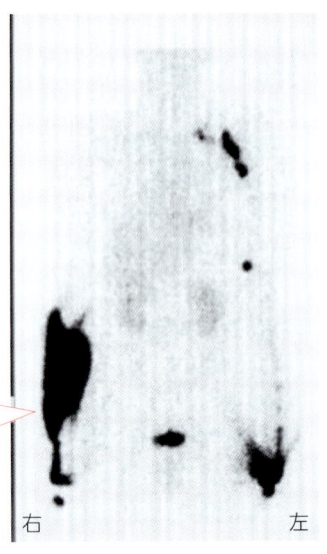

> リンパシンチグラフィでは右前腕に強いトレーサーの集積を認め，同側の腋窩，鎖骨下リンパ節の描出がない．タイプⅣで集積部から肘に線状の描出があり，リンパ管と思われた．

右　　　　　　　左

51 歳 4 か月時　　　　　　　　　　　51 歳 5 か月時

Point!

小児期から発症した早発性リンパ浮腫と考えられるが，リンパ管腫を合併しており，皮下の線維化を伴いリンパ管静脈吻合術や圧迫療法では十分なボリュームの減少が得られない．治療のゴールは蜂窩織炎の再発を抑え，皮膚の硬化など二次的変化を防止することにある．

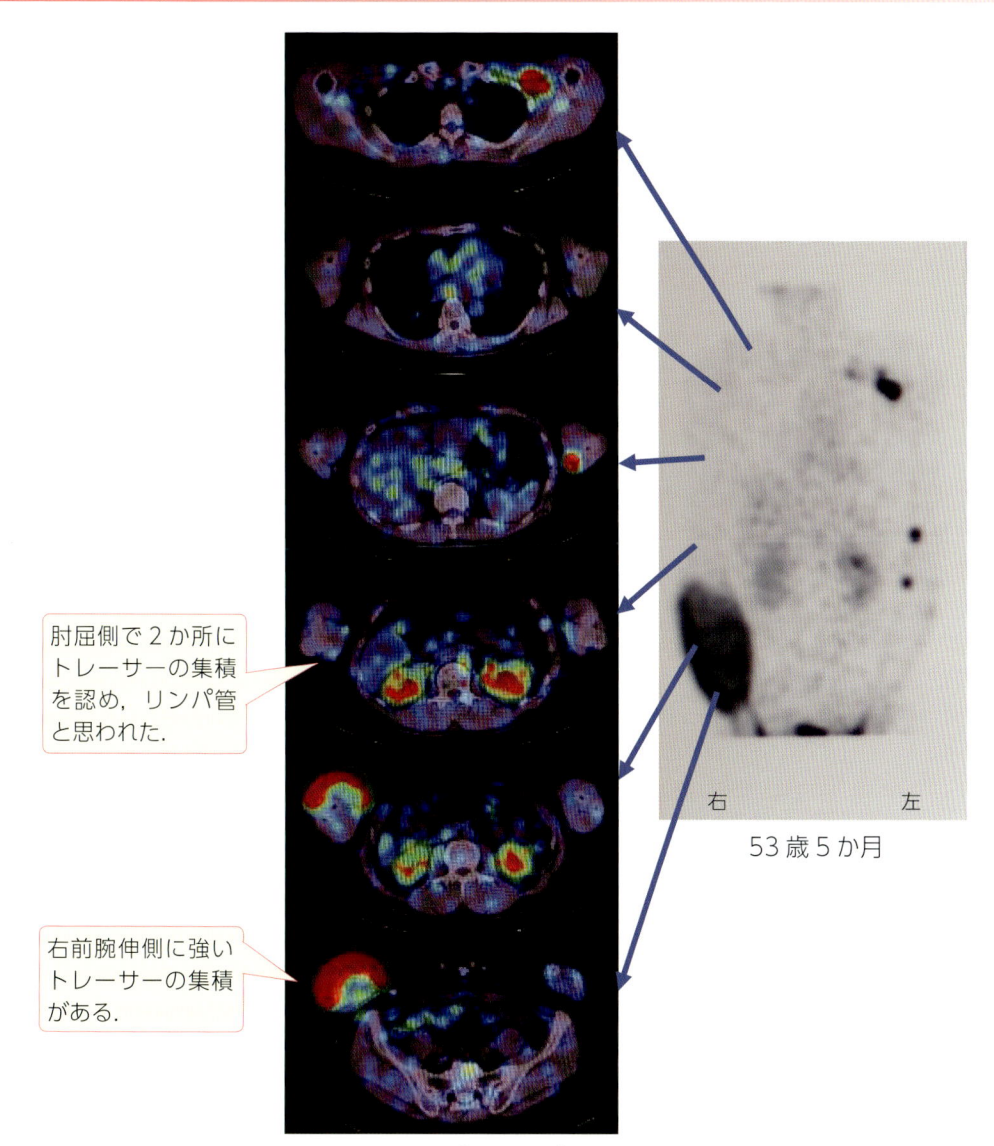

肘屈側で 2 か所に
トレーサーの集積
を認め, リンパ管
と思われた.

右前腕伸側に強い
トレーサーの集積
がある.

右　　　　　左

53 歳 5 か月

SPECT–CT リンパシンチグラフィ

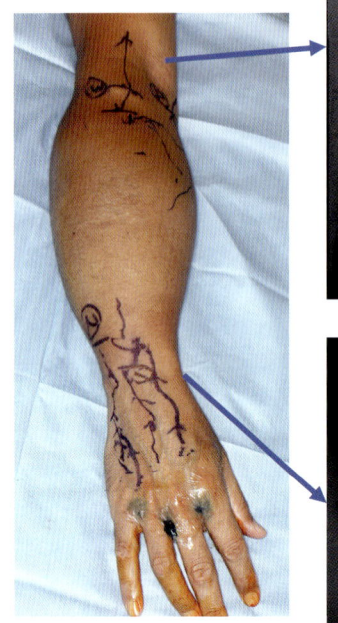

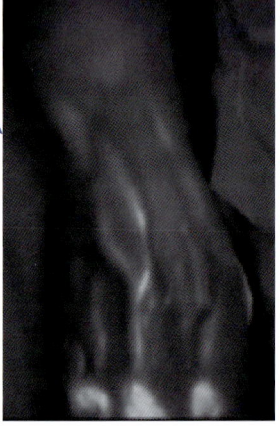

53歳6か月時
インドシアニングリーン赤
外線蛍光リンパ管造影（左肘
部）．前腕から線状の描出を
認め，リンパ管と思われた．

53歳6か月時
術中のインドシアニングリー
ン赤外線蛍光リンパ管造影で
手背から手関節で3本，肘窩
で2本のリンパ管を同定した．

53歳6か月時
インドシアニングリーン赤外線
蛍光リンパ管造影（右手背）．数
条の線状描出を認め，比較的正
常なリンパ管と考えられた．

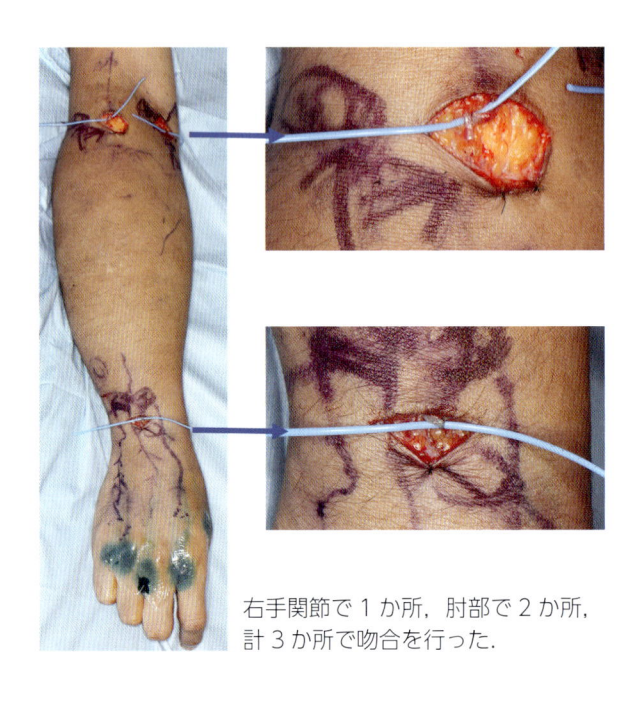

右手関節で1か所，肘部で2か所，
計3か所で吻合を行った．

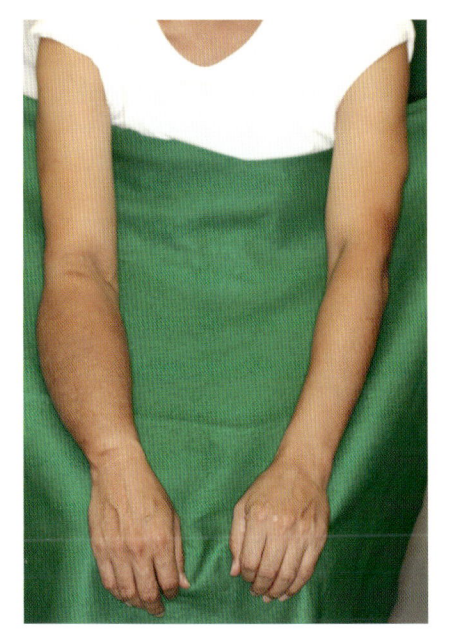

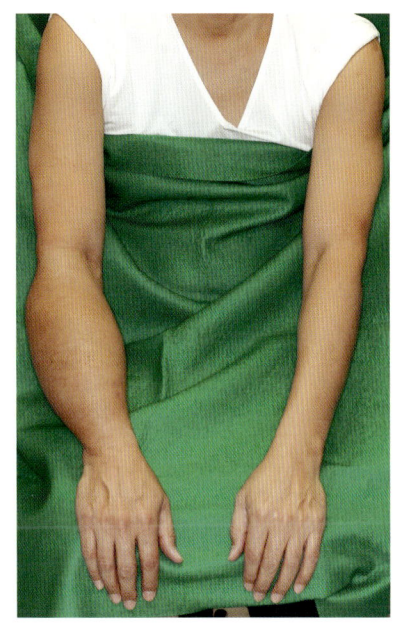

53 歳 8 か月時
術後 1 か月で前腕の緊満感が減少し，周径の改善を認めた.

54 歳 10 か月時（術後 1 年 4 か月）
術後 1 年 4 か月で右前腕の周径は増加したが，弾性着衣を装着せずに仕事をしている．蜂窩織炎の再発なく経過している.

III リンパ浮腫のケーススタディ

上 肢

原発性/遅発性
症例31　中等症　リンパシンチグラフィタイプIV　左上肢

症 例

女性. リンパシンチグラフィタイプIV, 左上肢原発性リンパ浮腫. 2回の局所麻酔下リンパ管静脈吻合術を施行した.

経 過

70歳ごろ	左前腕の浮腫を自覚した.
70歳8か月時	左手背の浮腫を自覚した. 3か月後に近くの病院を受診しインドシアニングリーン赤外線蛍光リンパ管造影を施行して, 原発性リンパ浮腫と診断された.
71歳時	治療院で圧迫療法を受けたが肘に湿疹ができたため中止となり, 当科紹介となった.
71歳7か月時	局所麻酔下に左前腕と手背にリンパ管静脈吻合術(2吻合)を施行した. 術後に前腕周径の改善を認めた.
72歳6か月時	さらなる改善を目的に, 局所麻酔下にリンパ管静脈吻合術(2吻合)を施行した. その後, 経過良好で前腕および手の周径の改善を認めている.

● 症例写真

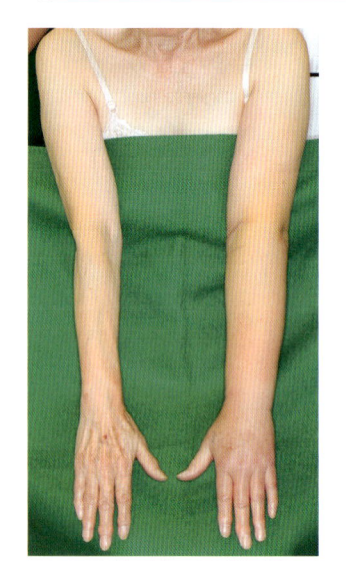

71歳1か月時

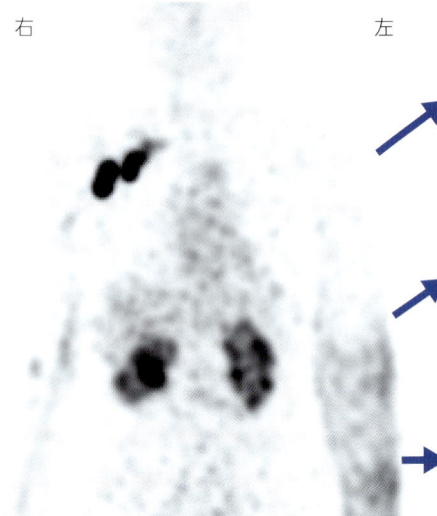

右　　　　　　　左

71歳3か月時

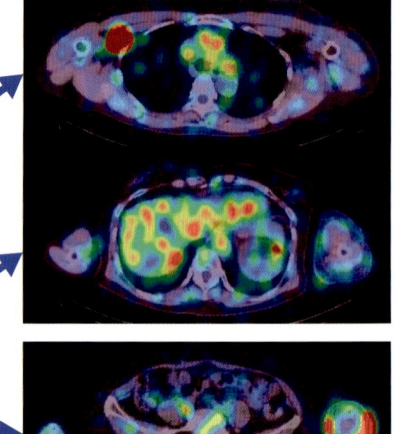

SPECT–CT リンパシンチグラフィ
左腋窩, 鎖骨窩リンパ節の描出なく, 左上肢は前腕を中心に皮膚逆流現象を認めた. リンパシンチグラフィタイプIV

Point!

上肢の原発性遅発性リンパ浮腫は稀である. 診断を確定するには画像診断が必須で, リンパ機能障害を認めた場合は圧迫療法, リンパ管が残存すればリンパ管静脈吻合術を施行する.

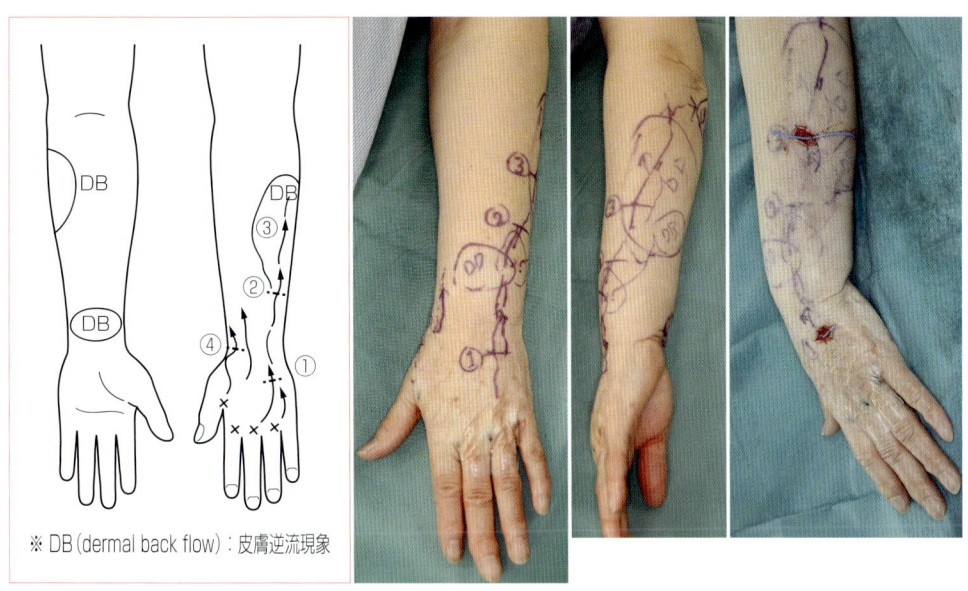

71歳7か月時，リンパ管静脈吻合術（2切開2吻合）
各指間にインドシアニングリーンを注入すると手背に数条の蛍光を認め前腕で皮膚
逆流現象を認めた．このため手背と皮膚逆流現象の末梢でリンパ管静脈吻合術を施行
した（左模式図中の①と③）．

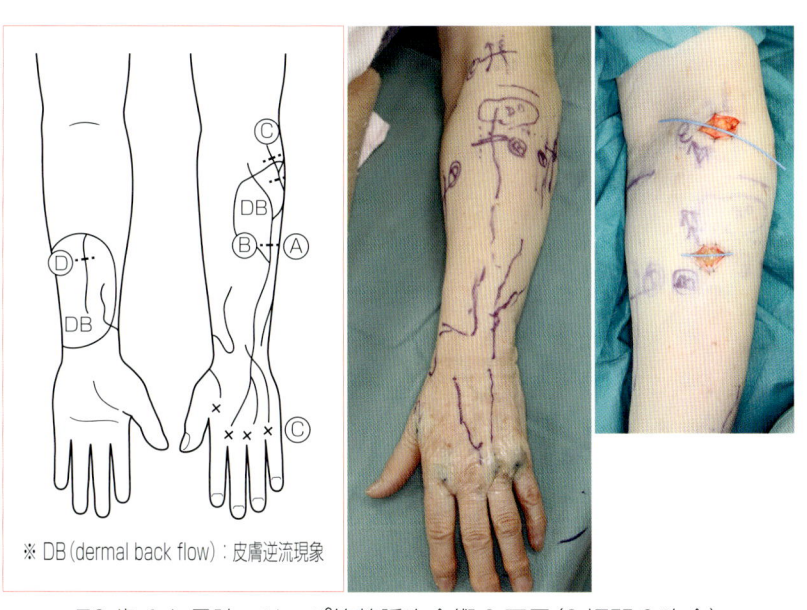

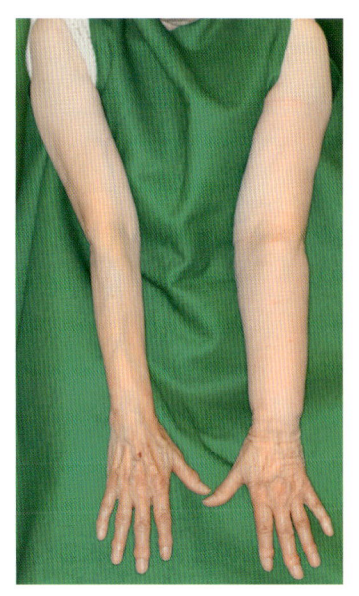

72歳6か月時，リンパ管静脈吻合術2回目（2切開2吻合）
初回手術より手背の浮腫が軽減したため，2回目の手術では前腕の皮膚逆流
現象部でリンパ管静脈吻合術を施行した（左模式図中の⑧と ⓒ）．

72歳10か月時（術後4か月）
左手背の浮腫は改善したが，
前腕の浮腫が残存している．

Ⅲ リンパ浮腫のケーススタディ

上 肢

原発性/遅発性
症例32　両側，アトピー性皮膚炎合併例

症 例

女性．原発性遅発性リンパ浮腫，アトピー性皮膚炎合併例．局所麻酔下にてリンパ管静脈吻合術を2回（両側）施行した．

経 過

| 30歳代後半 | 両前腕，手背の浮腫を自覚した． |

アトピー性皮膚炎があり，近医皮膚科で相談し，浮腫に対して内科で精査したが異常はなかった．その後手湿疹を生じ蜂窩織炎を繰り返した．

47歳6か月時　近医皮膚科から当院皮膚科に紹介となり，右上肢の蜂窩織炎を発症し，当科紹介受診となった．左前腕，手背の浮腫が強く右前腕，手背も軽い浮腫を認めた．リンパシンチグラフィでの両側腋窩リンパ節のトレーサーの集積が乏しく，左前腕には皮膚逆流現象を認めた．局所麻酔下に2回のリンパ管静脈吻合術を施術，計4吻合し経過良好である．

● 症例写真

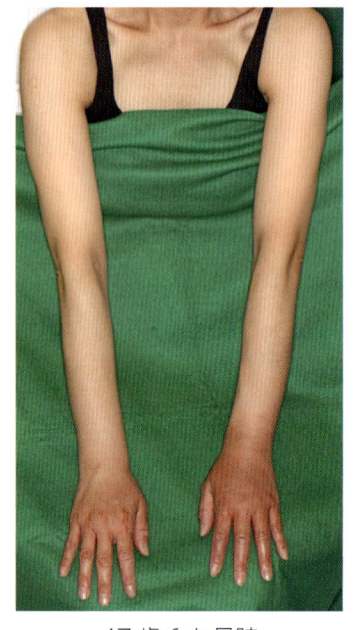

47歳6か月時

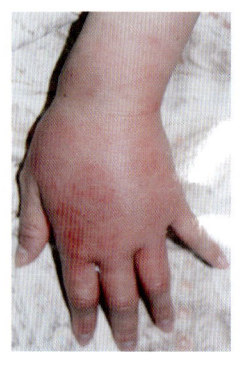

47歳6か月時
蜂窩織炎発症時の写真

Point!

両側上肢の原発性遅発性リンパ浮腫は極めて稀である．アトピー性皮膚炎を合併しているため蜂窩織炎を繰り返し，その予防が治療上極めて重要である．2回のリンパ管静脈吻合術でほぼ蜂窩織炎の再発なく周径も減少した．

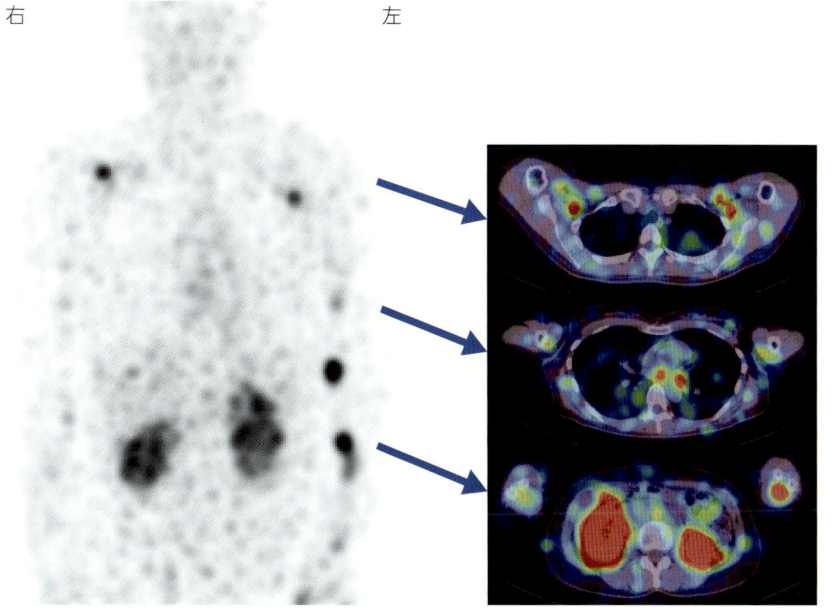

右　　　　　　　　　　左

47 歳 10 か月時，SPECT–CT リンパシンチグラフィ
両腋窩リンパ節に弱くトレーサーの集積を認めた．また，リンパシンチグラフィでは左前腕，手にわずかに皮膚逆流現象を認めた．
両側上肢とも深リンパ流優位でリンパシンチグラフィ分類不能であった．

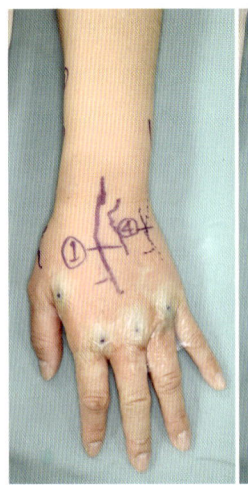 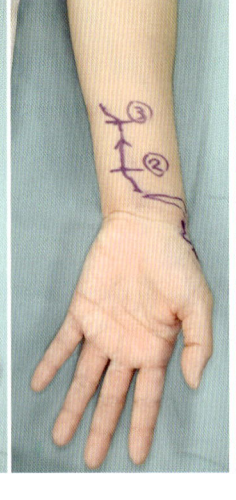 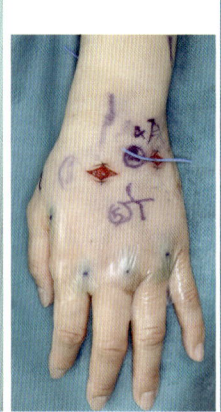 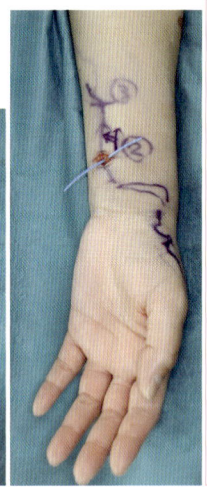 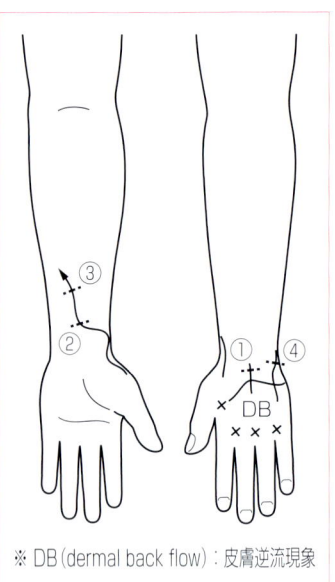

※ DB（dermal back flow）：皮膚逆流現象

48歳6か月時

左手各指間にインドシアニングリーンを注入すると手背で皮膚逆流現象を認め，マッサージにより手関節から前腕伸側に伸びる線状の蛍光を認めた．また母指基部から前腕屈側に回り込む線状の蛍光を認め，それぞれにリンパ管静脈吻合術（3切開2吻合）を施行した（右模式図中②，④）．

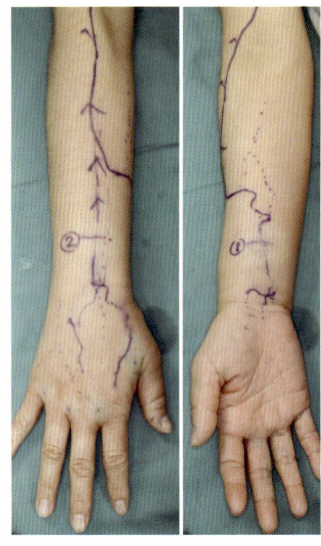 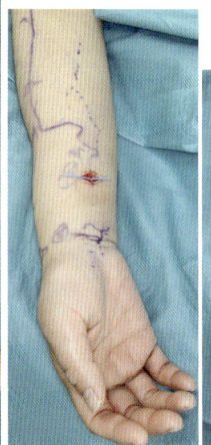 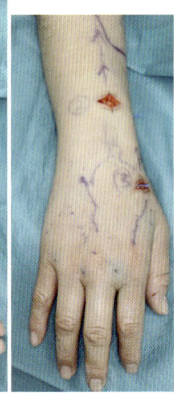 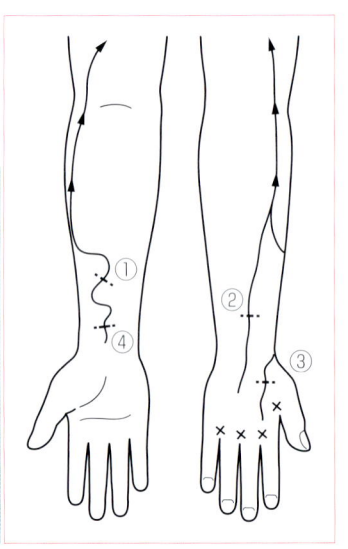

49歳3か月時

右手各指間にインドシアニングリーンを注入すると手背に線状の蛍光を認め，前腕伸側へ向かう流れと母指基部から前腕屈側へ向かう流れを認めた．母指基部と前腕屈側でリンパ管静脈吻合術（3切開2吻合）を施行した（右模式図③，④）．

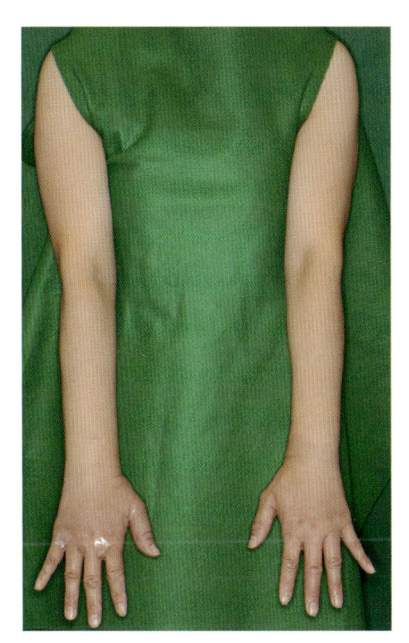

49 歳 10 か月（2 回目術後 7 か月）
左手背，前腕の浮腫は軽減した.

Ⅲ

リンパ浮腫のケーススタディ

その他の浮腫・リンパ浮腫

III リンパ浮腫のケーススタディ

その他の浮腫・リンパ浮腫

続発性/特殊部位
症例 33　上眼瞼

症例

男性．眼瞼リンパ浮腫．19歳2か月時にリンパ管静脈吻合術施行

16歳時に上咽頭悪性腫瘍の診断で放射線治療を受けた，その後2年で左上眼瞼が徐々に浮腫み始め，最近，腫脹は固定している．

経過

16歳5か月時	上咽頭腫瘤を認め近医を受診後，精査目的に当院を受診し，上咽頭がんの診断を受けた．
16歳6か月時	当院に入院し放射線治療を施行した．
16歳11か月時	左篩骨洞に再発し，放射線治療を施行した．
18歳10か月時	左上眼瞼の浮腫を主訴に当科受診し，リンパ浮腫の診断で五苓散の内服を開始したが，症状に大きな変化なし．視力，眼球運動などには問題なし．
18歳11か月	外来で左上眼瞼にインドシアニングリーン赤外線蛍光リンパ管造影検査を施行した．
19歳2か月時	入院し，全身麻酔下に顔面でのリンパ管静脈吻合術を施行

症例写真

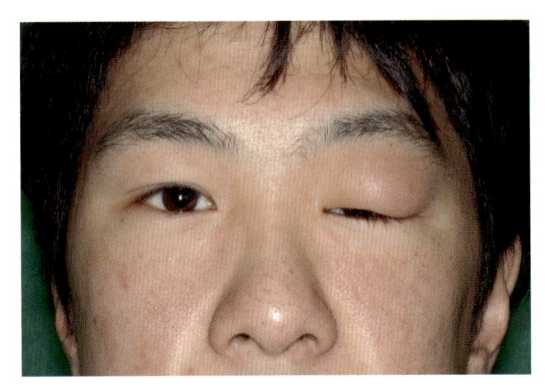

18歳10か月時

Ｐoint!

頸部，咽頭の手術や放射線治療後に顔面浮腫を生じる場合がある．多くは一過性であるが，遷延し慢性化する症例に対しリンパ管静脈吻合術が有効な場合がある．リンパの動態を検査するために患部（上眼瞼），鼻，耳側にインドシアニングリーンを注入し，線状の蛍光を確認できればリンパ管静脈吻合術が可能である．

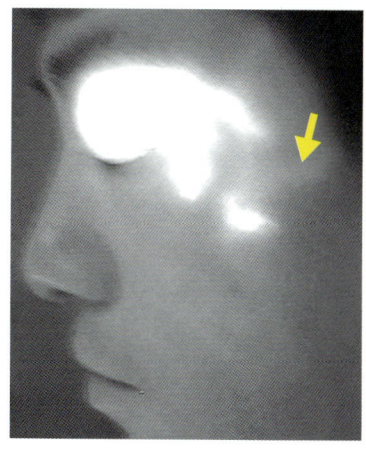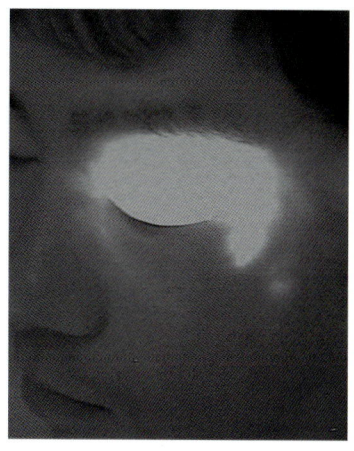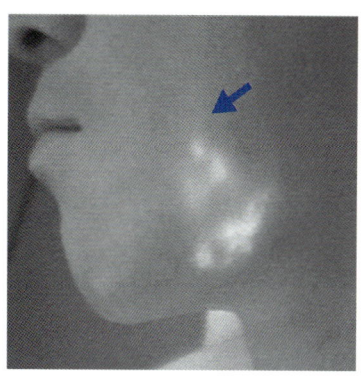

18歳11か月時．左上眼瞼浮腫インドシアニングリーン赤外線蛍光リンパ管造影
左上眼瞼の皮下にインドシアニングリーンを注入し，インドシアニングリーン赤外線蛍光リンパ管造影を施行した．まず上眼瞼で皮膚逆流現象を認め，マッサージ後に左側頭から耳前に流れる線状の蛍光（黄矢印）を認め，また内眼角から鼻唇溝へ流れる蛍光（青矢印）も観察された．さらに，左顎角でも皮膚逆流現象を認めた．この結果から，側頭部でのリンパ管静脈吻合術を計画した．

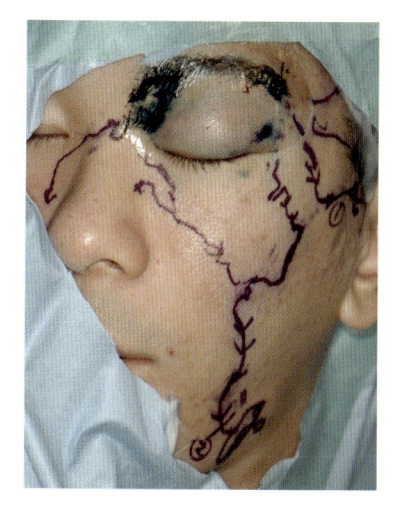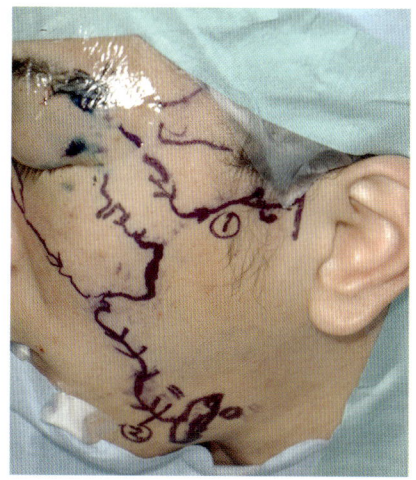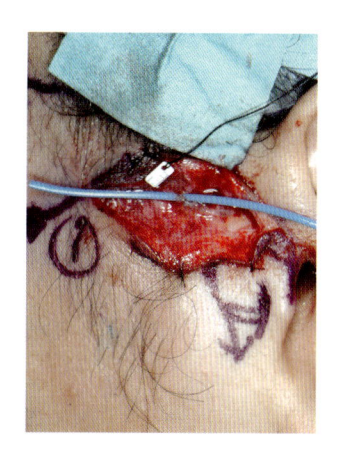

19歳2か月時
リンパ管静脈吻合術（1切開1吻合）を施行．左耳前部で，集合リンパ管と側頭静脈の枝と側端吻合した．

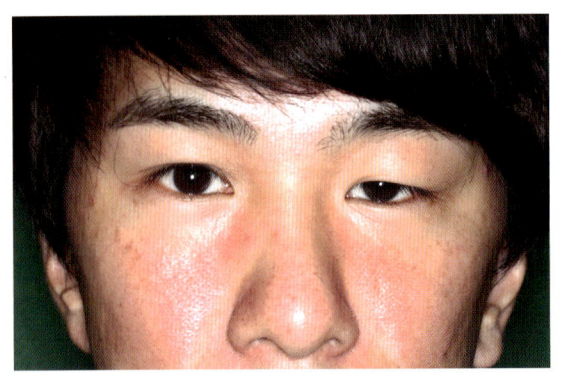

23歳9か月時
術後4年7か月，左上眼瞼は
やや浮腫が残るが，悪化なく
経過している．

Ⅲ リンパ浮腫のケーススタディ

その他の浮腫・リンパ浮腫

混合型脈管形態異常

症例34 クリッペル・トレノニー・ウェーバー症候群

症例

男性. クリッペル・トレノニー・ウェーバー症候群

経過

幼少期から両下肢に浮腫を認めていた. 右下肢は左下肢よりやや長く, 20歳時にクリッペル・トレノニー・ウェーバー症候群の診断を受けた.

その後のフォローはなく2年に1回程度蜂窩織炎を起こした.

42歳頃	弱圧の弾性ストッキングを着用しはじめた.
44〜45歳頃	他院Aにて両下肢に静脈瘤手術(ストリッピング)を施行した.
	その後, 蜂窩織炎を起こして他院Bに入院した.
47歳2か月時	当科紹介受診となった.

● **症例写真**

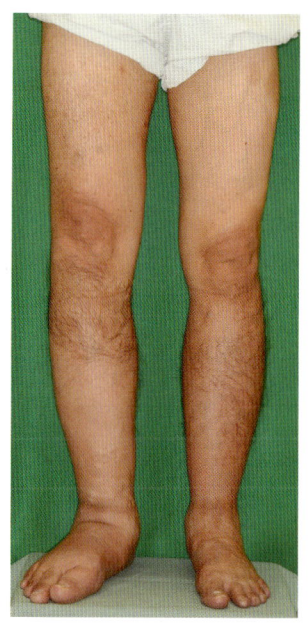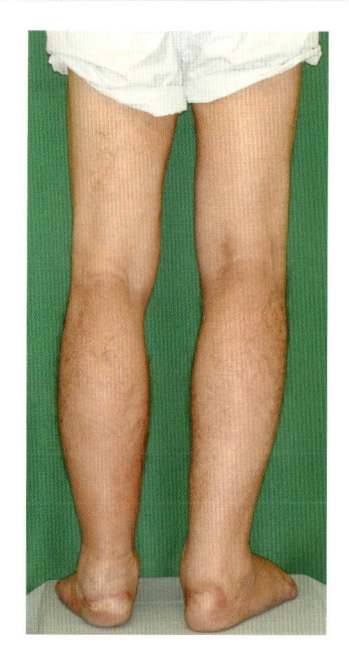

47歳2か月時

Ⓟoint!

片側の上肢または下肢の混合型脈管形態異常(毛細血管形態異常, 静脈形態異常, 動脈形態異常, 動静脈形態異常, 動静脈瘻, リンパ管形態異常を含む), 患側肢の肥大, 二次性静脈瘤を三徴とする. 蜂窩織炎など本症の二次変化を予防することが治療の目標となる.

Ⅲ リンパ浮腫のケーススタディ

その他の浮腫・リンパ浮腫

混合型脈管形態異常

症例35 原発性リンパ浮腫，原発性乳糜逆流症，単純性血管腫

症例

男性．右下肢浮腫，乳糜瘻．生来より右下肢の疼痛，浮腫を認めていた．

経過

24歳8か月時	蜂窩織炎を起こしたため他院Aを受診．その際にクリッペル・トレノニー・ウェーバー症候群と診断（その後三徴がそろわず否定）された．
26歳6か月時	他診療所にてリンパマッサージ，弾性包帯による圧迫療法を行ったが，改善がみられなかった．
28歳0か月時	外科治療目的で当科を紹介受診となった．
28歳3か月時	右下肢（足から大腿にかけ）にてリンパ管静脈吻合術（4吻合，1か所は静脈移植）を施行した．
28歳6か月時	右陰嚢水腫に対し穿刺を施行した．
28歳9か月時	リンパ浮腫静脈吻合術（側端吻合，1か所）を施行した．
29歳1か月時	右陰嚢水腫根治術を施行した．
36歳2か月時	術後経過は良好で，リンパ瘻の再発はなくリンパ浮腫もよくコントロールされている．

● 症例写真

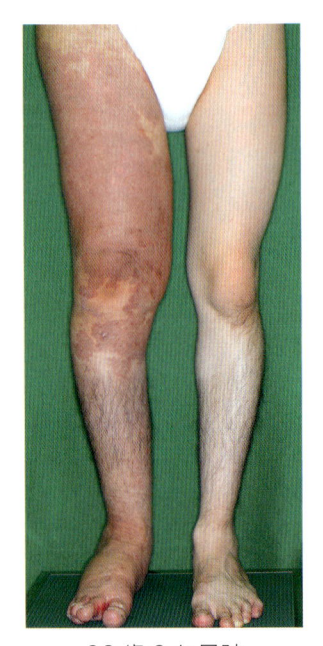

28歳0か月時

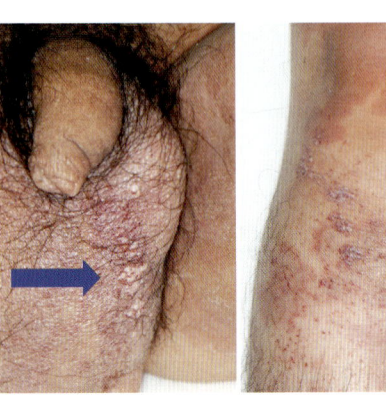

陰嚢部

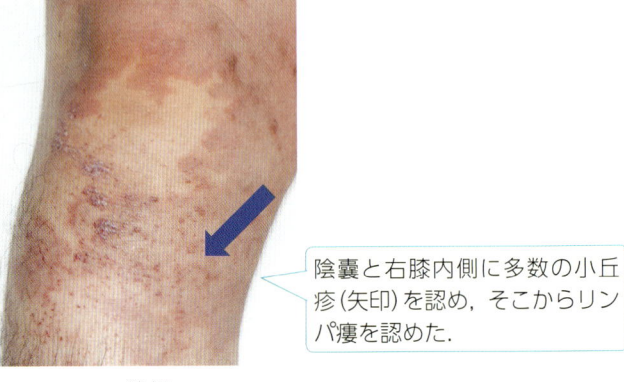

膝部

陰嚢と右膝内側に多数の小丘疹（矢印）を認め，そこからリンパ瘻を認めた．

Ⓟoint!

右下肢単純性血管腫とリンパ浮腫，乳糜瘻を伴った症例．リンパ管静脈吻合術を2回施行した．リンパ管は著明に拡張し，リンパ液は白色の乳糜であり，術後経過良好で患肢周径が改善し，乳糜瘻も認めていない．

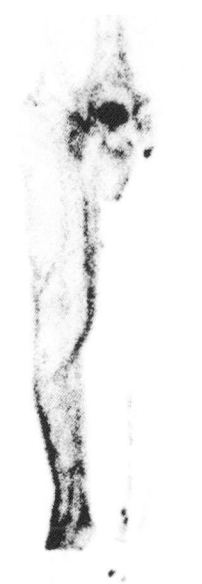

右　　　　　左

28 歳 0 か月時
リンパシンチグラフィ

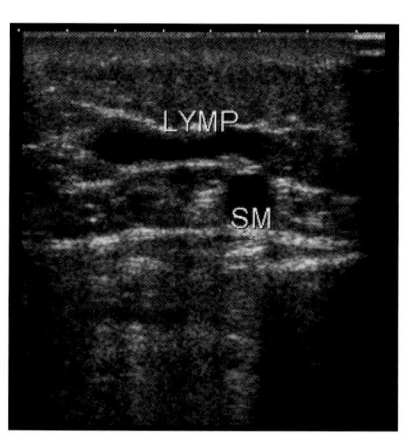

28 歳 3 か月時
大腿部超音波画像．大伏在静脈 (SM) 上に著明に拡張したリンパ管 (LYMP) を認める．

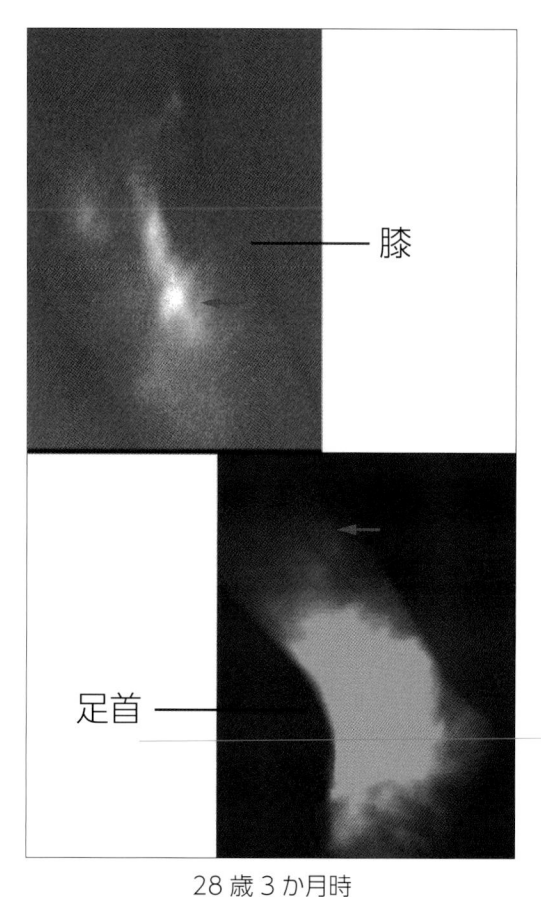

28 歳 3 か月時
インドシアニングリーン赤外線蛍光リンパ管造影検査．右足趾間にインドシアニングリーンを注入すると足背，足関節部に皮膚逆流現象を認め，左下腿内側に線状の蛍光を認めた．マッサージにて中枢へ流れるが，下垂すると末梢へ戻るリンパの逆流が認められた (矢印はリンパ管).

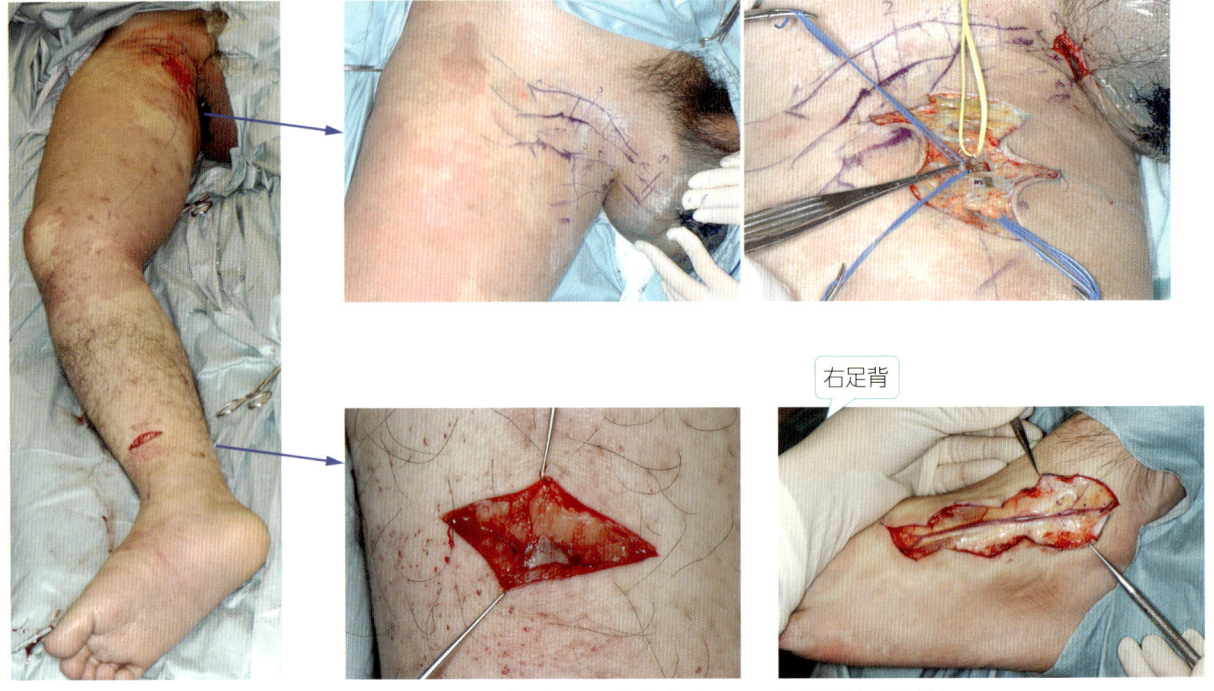

右足背

28歳3か月時，リンパ管静脈吻合術（4切開4吻合）（静脈移植）
右足背から弁を含んだ皮静脈を採取し，右鼠径部，右下腿で拡張した
リンパ管と静脈の間に移植した．

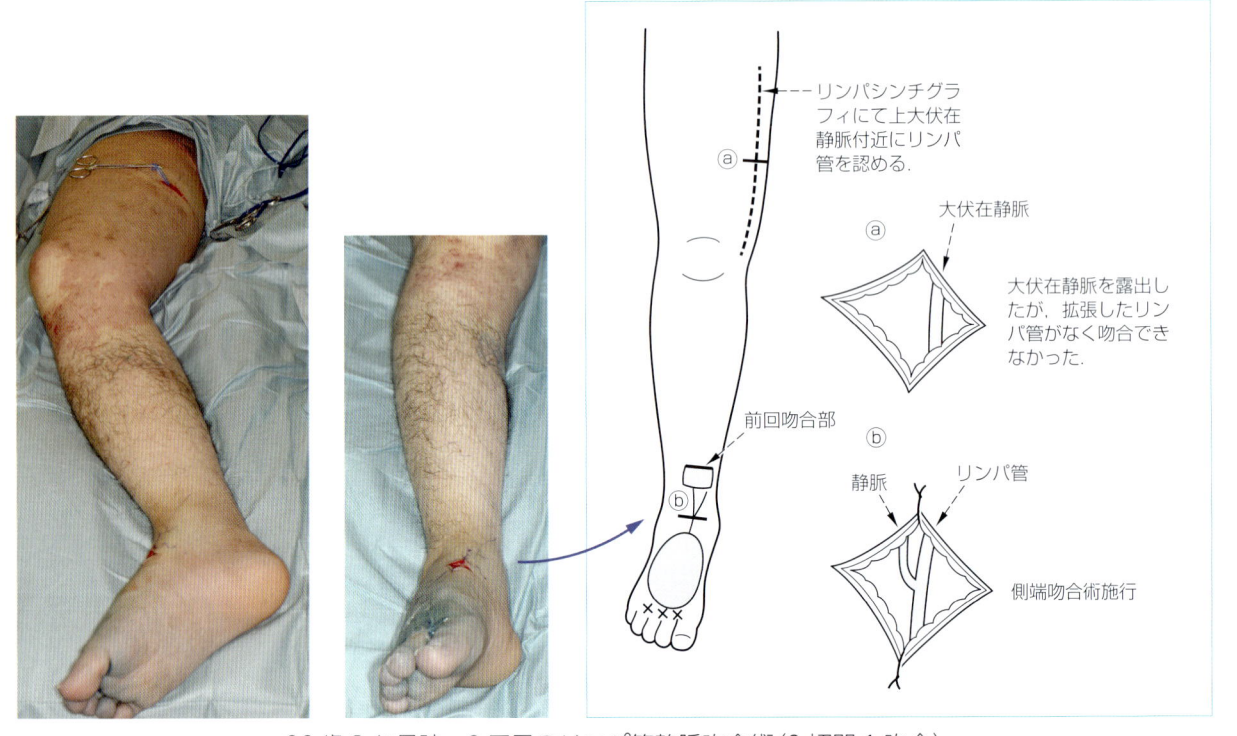

28歳9か月時，2回目のリンパ管静脈吻合術（2切開1吻合）

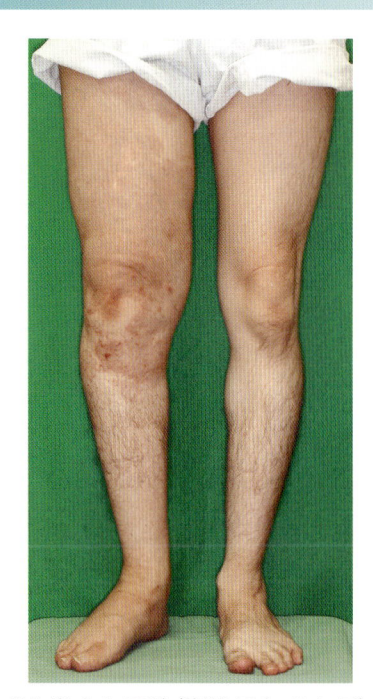

36 歳 2 か月時(術後 7 年 5 か月)
陰囊，大腿，下腿のリンパ瘻はない．
右下肢浮腫も増悪なく経過している．

III リンパ浮腫のケーススタディ

その他の浮腫・リンパ浮腫

脂肪吸引経験例

症例 36　続発性リンパ浮腫，リンパシンチグラフィタイプV　右下肢

症　例

女性．脂肪吸引後浮腫．10 年前に大腿部の脂肪吸引術を受けた．その後子宮がんの診断で広汎子宮全摘術を受け，右下肢の浮腫を生じた．

経　過

45 歳 3 か月時	子宮頸がんの診断で子宮全摘，リンパ節郭清術を施行した．
45 歳 7 か月時	この頃より右大腿基部の浮腫を認め，近くの治療院で弾性ストッキングによる圧迫療法を開始した．
46 歳 8 か月時	下腿から足の浮腫が強くなり A 病院を受診してリンパ管静脈吻合術（3 吻合）を施行．その後変化なく自身がインターネットで調べて当科受診となった．10 年前には B 美容外科で両大腿の脂肪吸引術を受けていた．
47 歳 9 か月時	右下肢の蜂窩織炎で C 病院に入院した．
48 歳時	当科外来通院で弾性ストッキングの着圧を上げる調整を行っている．

● 症例写真

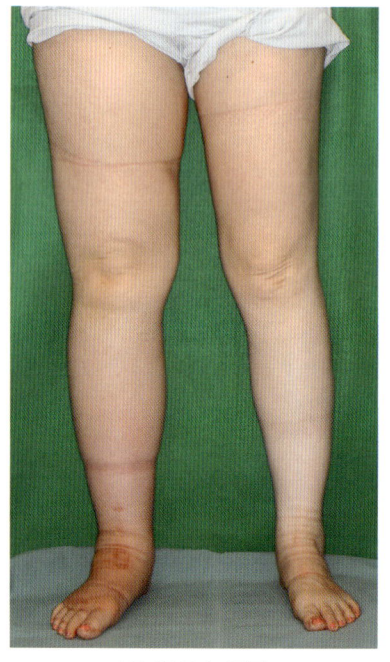

47 歳 5 か月時

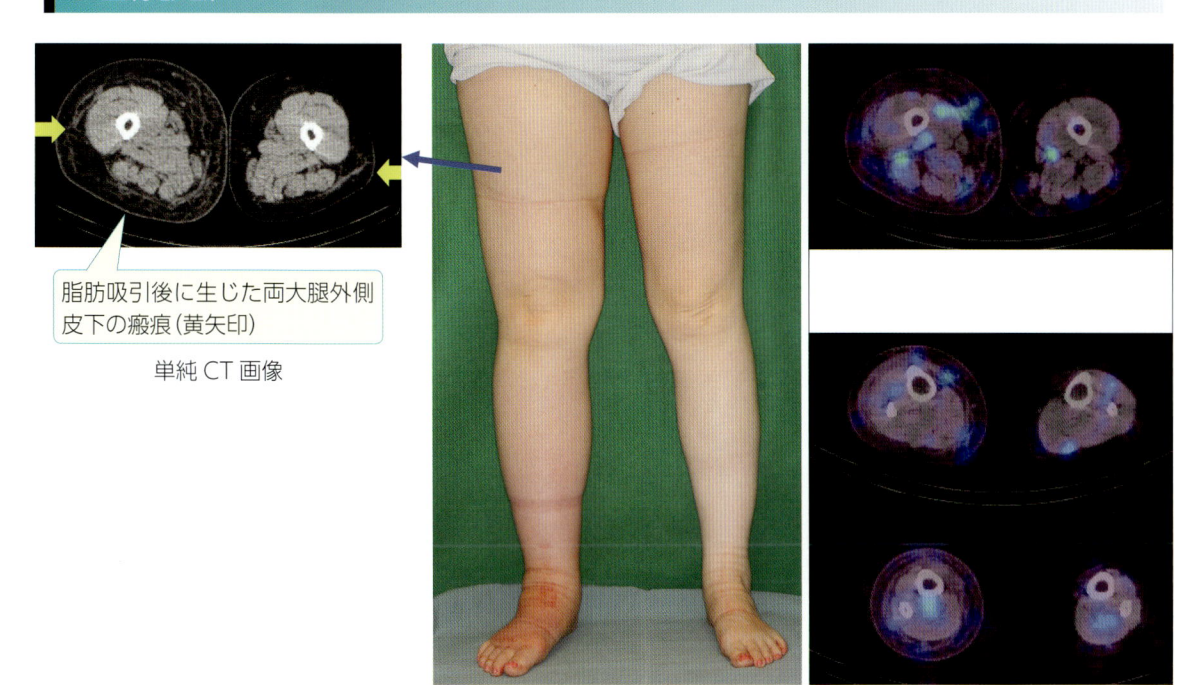

脂肪吸引後に生じた両大腿外側
皮下の瘢痕（黄矢印）

単純 CT 画像

SPECT–CT リンパシンチグラフィでの単純 CT 画像から大腿部
の皮下瘢痕を認め，下肢の脂肪吸引既往を確認した．

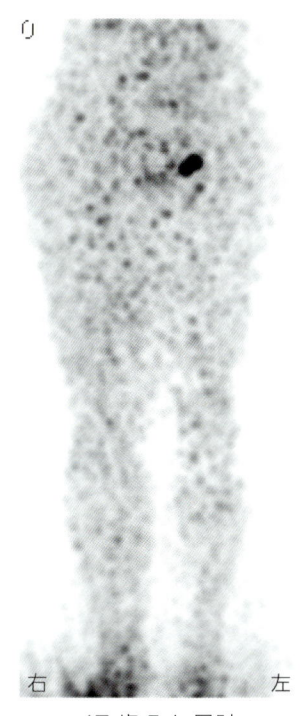

47 歳 5 か月時
右下肢リンパシンチグラ
フィタイプⅤ

Ｐoint!

リンパ浮腫では下肢に関する既往を聴取してお
く必要がある．吻合手術を行う場合，外傷後の
瘢痕を認める部位では皮下のリンパ管を同定す
るのが難しい．

Ⅲ リンパ浮腫のケーススタディ

その他の浮腫・リンパ浮腫

トンプソン手術例

症例37 原発性リンパ浮腫，リンパシンチグラフィタイプⅤ 右下腿

症例

女性．リンパシンチグラフィタイプⅤ．右下腿内側に手術痕を認める．足背皮膚はやや硬く，知覚鈍麻を認める．

経過

20歳頃	急に右下肢の浮腫を自覚した．
22歳頃	A病院血管外科で右下肢のトンプソン手術を施行した．術後はあまりフォローがなく，自身で包帯を用いた圧迫療法を行っていた．
70歳時	蜂窩織炎を起こし内服治療を行った．同時期にB医院を受診し，弾性包帯とマッサージ治療を行った．
71歳時	C治療院を受診し当科受診となった．

● 症例写真

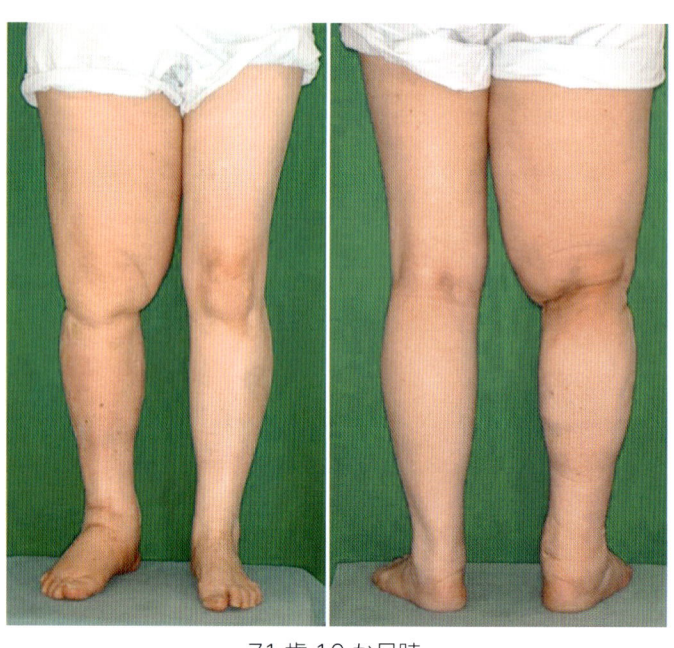

71歳10か月時

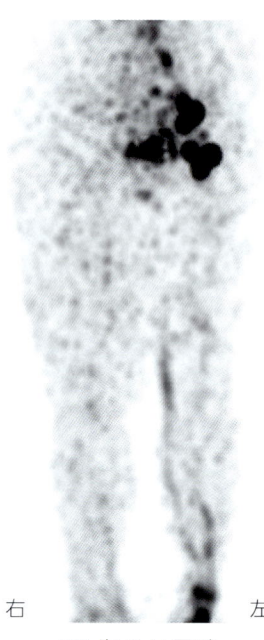

右　　　　左

72歳0か月時
リンパシンチグラフィ
右：タイプⅤ，左：タイプⅠ
右鼠径部のトレーサーの描出はない．

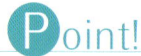

トンプソン手術は術後長期の圧迫療法を行うことで周径の改善を認めるが，皮膚は硬く末梢（この症例では足背）の知覚鈍麻をきたす．

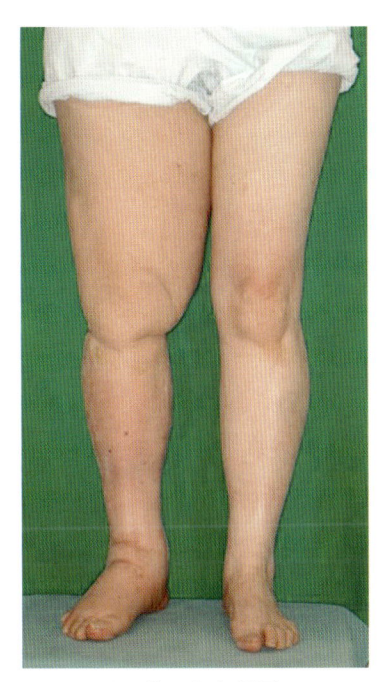

71 歳 10 か月時

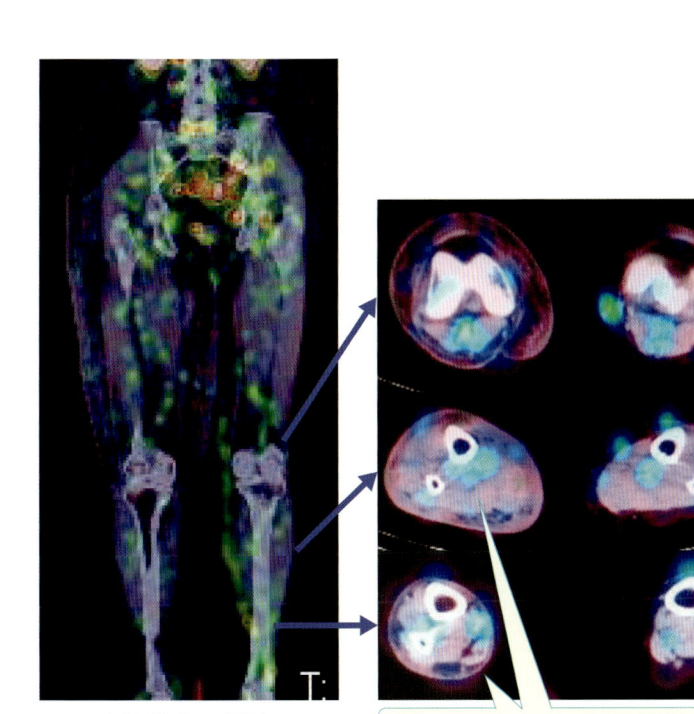

72 歳 0 か月時

健側左下肢は深筋膜上のリンパ流である浅リンパ流と深筋膜下の深リンパ流のリンパドレナージルートがみられる.

患側である右下腿のリンパ流は主に深筋膜下に認め，深リンパ流がリンパドレナージでの中心になっている.

Ⅲ リンパ浮腫のケーススタディ

その他の浮腫・リンパ浮腫

トンプソン手術例

症例38 原発性リンパ浮腫，リンパシンチグラフィタイプⅤ 左下肢

症例

女性．原発性リンパ浮腫．リンパシンチグラフィタイプⅤ，左下肢

経過

12歳時	左足関節部の腫脹を認め，左鼠径部にも腫脹が広がった．
14歳時	リンパ浮腫と診断された．
21歳時	トンプソン手術を受けた．その後蜂窩織炎を繰り返したが，保存療法を行うようになり症状は落ち着いた．
62歳11か月時	リンパ浮腫の精査を希望し受診となった，

● 症例写真

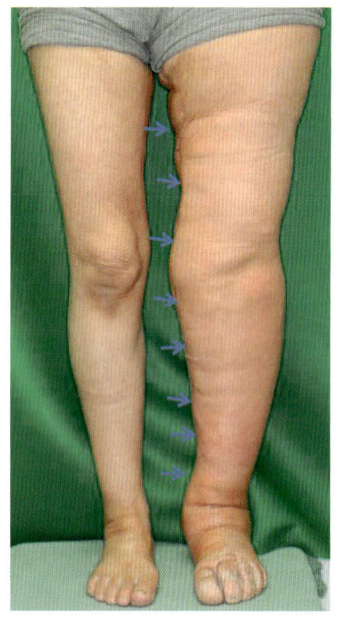

62歳11か月時
左大腿内側から下腿内側に手術
瘢痕を認める(矢印)．左足背お
よび足趾の皮膚は象皮様である．

Ⓟoint!

左大腿から下腿にかけてトンプソン手術を受けた症例．左下肢は内側に瘢痕を認め，リンパ流は深リンパ流が優位となっている．左足趾の象皮様変化が認められる．

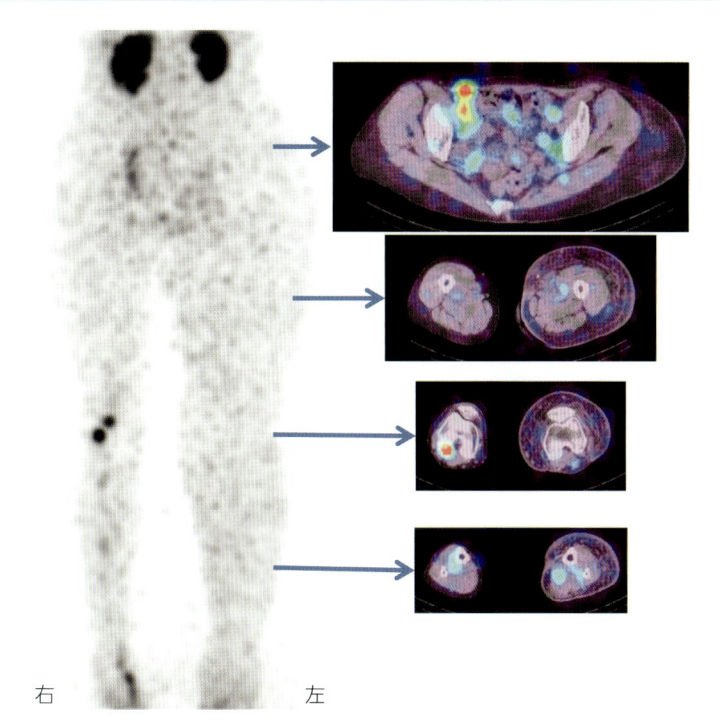

右　　　　　　左

63 歳 1 か月時
SPECT-CT リンパシンチグラフィとリンパシンチグラフィ
（右：タイプⅠ，左：タイプⅤ）
左患肢の下腿から大腿にかけて，リンパの流れは深筋膜下の
深リンパ流が主になっている．

Ⅲ リンパ浮腫のケーススタディ

その他の浮腫・リンパ浮腫

内分泌疾患による浮腫

症例39　甲状腺疾患（バセドウ病），リンパシンチグラフィタイプⅠ　両下肢

症例

女性．リンパシンチグラフィタイプⅠ，両下肢．バセドウ病と診断され，両下肢の浮腫で受診

経過

38歳時	バセドウ病の診断を受け甲状腺を摘出し，内服治療を継続している．バセドウ病発症時から両下肢の浮腫を認めていた．
40歳頃	両足背の浮腫が著明となった．靴を履くのが難しく，静脈性の浮腫の疑いでA病院を受診したが，静脈に問題はなく当科紹介となった．
42歳11か月時	両側足関節に非圧痕性の浮腫を認めた．色素沈着はない．MR検査では両側足背皮膚，皮下組織の著明な肥厚を認めた．リンパシンチグラフィでは両鼠径，骨盤内リンパ節の描出を認めるがやや弱く，両下肢ともにタイプⅠと評価した．弾性着衣による圧迫を行い，患肢周径はやや改善し経過良好である．

● 症例写真

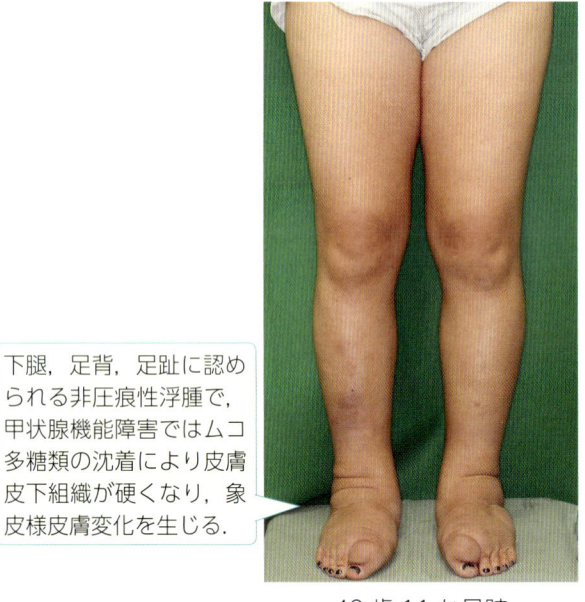

下腿，足背，足趾に認められる非圧痕性浮腫で，甲状腺機能障害ではムコ多糖類の沈着により皮膚皮下組織が硬くなり，象皮様皮膚変化を生じる．

42歳11か月時

右下肢は骨盤内，鼠径リンパ節の描出が悪い．皮膚逆流現象は認めず，タイプⅠと思われる．

右　　　　　　　　左

43歳2か月時

Point!

甲状腺疾患による両下肢の浮腫は非圧痕性の硬い浮腫（粘液性浮腫）である．手術の積極的な適応はなく圧迫療法の効果も限定的である．

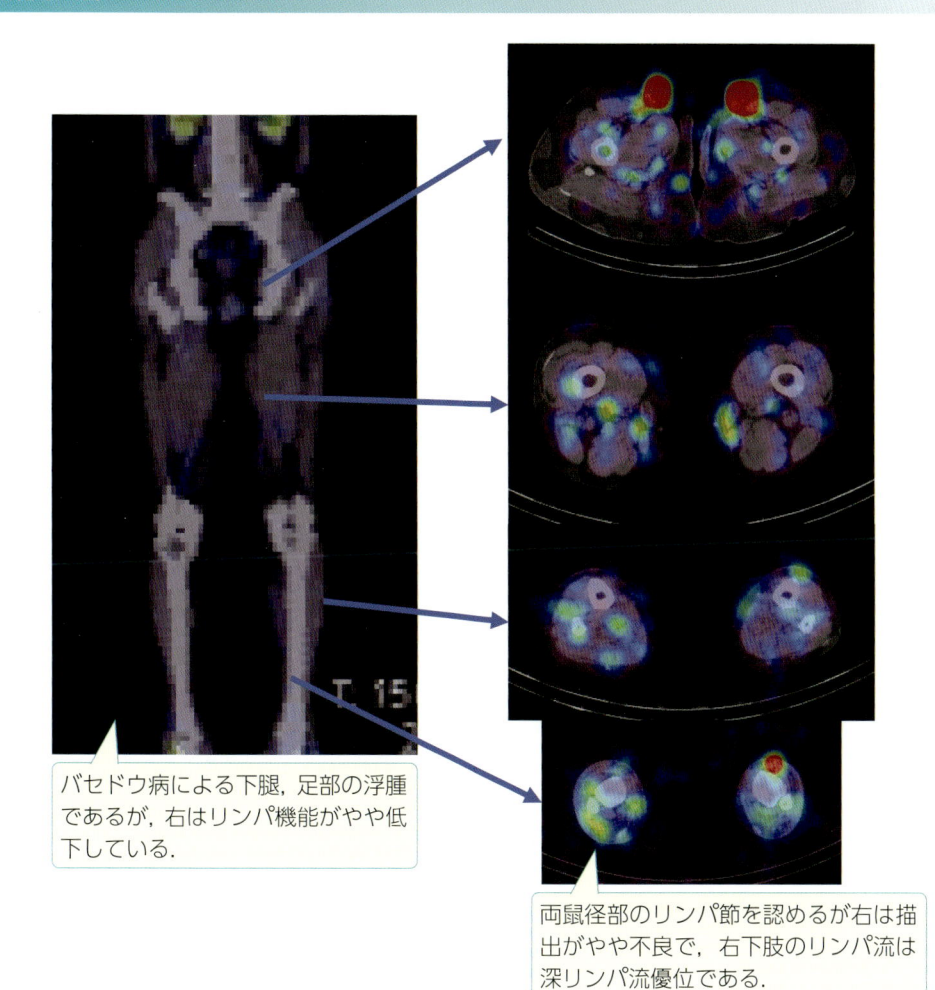

バセドウ病による下腿，足部の浮腫であるが，右はリンパ機能がやや低下している．

両鼠径部のリンパ節を認めるが右は描出がやや不良で，右下肢のリンパ流は深リンパ流優位である．

Ⅲ リンパ浮腫のケーススタディ

その他の浮腫・リンパ浮腫

静脈性浮腫
症例 40　下肢静脈鬱滞性浮腫

症例
男性．静脈鬱滞性浮腫

経過

56 歳頃	バイク事故で受診(左下肢)．保存的に治療を行っていたが，左下腿に色素沈着を認めるようになった．
59 歳頃	両下肢の浮腫を自覚する．
60 歳頃	両膝の屈伸ができなくなった．

両下肢は下腿を中心に浮腫を認め，足関節から下腿にかけて色素沈着を認めた．仕事は理容師で 1 日 15 時間程度と長時間立っている．

現在市販の弾性ストッキングを着用している．蜂窩織炎の既往はなく，近医にてリンパ浮腫の疑いで当科紹介となった．

初診時の所見(図)より，両下肢に色素沈着を伴う圧痕性浮腫を認め，静脈鬱滞性浮腫と診断し静脈疾患を扱う専門病院へ紹介した．

● 症例写真

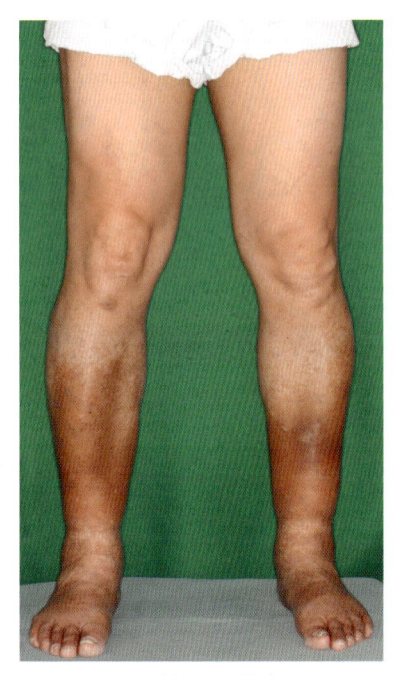

60 歳 3 か月時

Ⓟoint!

典型的な静脈鬱滞性の浮腫で，両下腿，足関節に色素沈着を認める．職業の聴取が重要である．
この症例では静脈機能の精査を行い，静脈の治療を優先する．ストッキングなどによる圧迫療法は必須となる．

Ⅲ リンパ浮腫のケーススタディ

その他の浮腫・リンパ浮腫

脂肪浮腫
症例 41　リンパシンチグラフィタイプⅠ　両下肢

症 例
女性．リンパシンチグラフィタイプⅠ．両下肢

経 過
小学生頃	下半身が太くジーンズがはけなかった．
17歳頃	徐々に両下肢が太くなり，少し歩くと下肢が痛くなった．
36歳時	出産後に下肢の動きが悪くなったため，マッサージを受けるようになった．その後毎日ストレッチを行うようになり，足が動くようになってきた．また，内科，整形外科を受診し，血液検査などを行ったが異常所見はなかった．
48歳時	近医皮膚科を受診し両下肢の浮腫について相談し，当科受診となった．

症例写真

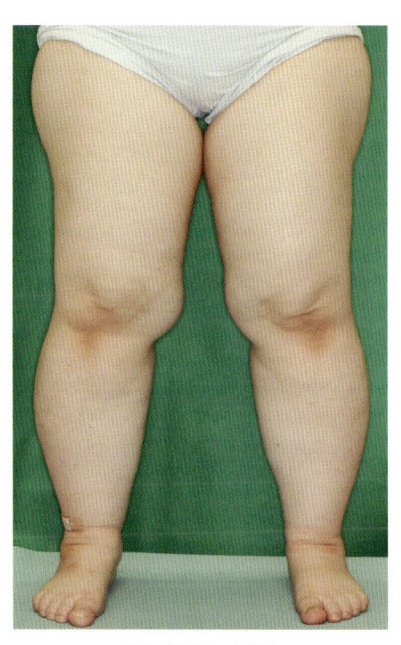

48歳8か月時

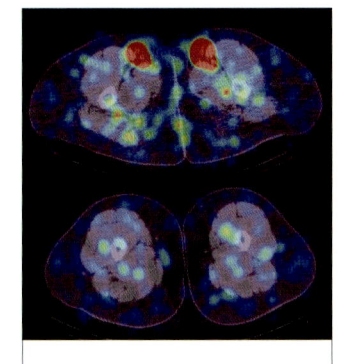
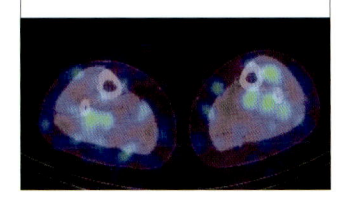

48歳8か月時
SPECT-CT リンパシンチグラフィ
両鼠径リンパ節が描出され，両下肢に明かな皮膚逆流現象を認めない．また，リンパの流れは両側とも深部優位である．両側ともにリンパシンチグラフィタイプⅠ．

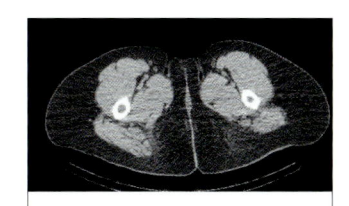
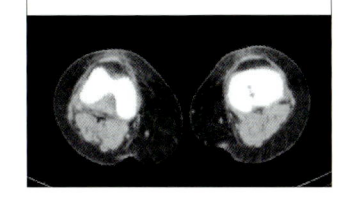

48歳8か月時
単純CT画像では腰部，大腿，膝関節内側での皮下脂肪の増加を認める．

Point!

脂肪浮腫では左右対称的に腰部から大腿で過多な皮下脂肪形成を認め，リンパ機能は正常な場合が多く，通常，圧迫療法は効果がない．日本人には稀である．

おわりに

　慢性リンパ浮腫に対するマイクロサージャリーの技術を用いたリンパ管静脈吻合術は手術侵襲が少なく術後合併症もほとんど認めないという点で従来の手術法より優れている．リンパ浮腫におけるリンパ管機能障害は多くの症例で不可逆的な変化であり，完全な治癒（元通りの四肢になる）は難しいが，その効果として患肢体積減少，自覚症状の改善，および理学療法の軽減がありリンパ浮腫の治療に有効である．本法は1mm以下の細い脈管を扱うため長期の吻合部開存成績など今後の課題も残されている．

　最近ではインターネットによる情報が氾濫し，リンパ浮腫の治療を掲げる医師や医療施設のなかでは十分なリンパ機能の評価をせずにエビデンスのない治療法を行うところがある．この結果，かえってリンパ機能の障害が進み浮腫が悪化する例を経験している．種々雑多な情報から何が正しいかを選ぶのは患者さん自身に任せられており，治療を受ける際はセカンドオピニオンなど多くの情報を得ることも必要である．

謝　辞

　リンパシンチグラフィやSPECT–CTリンパシンチグラフィの検査を快くお引き受け頂いています横浜市立大学附属病院放射線部，附属病院放射線医学教室，また治療に関わった，形成外科学教室の関係者，附属病院リハビリテーション科，附属病院看護部，医学部看護科，保存療法を行ったリムズ徳島クリニック，東神奈川とさき治療院，ならびに様々な機会でリンパ浮腫診療にご協力を頂いた関係の皆様に心より感謝申し上げます．

2019年2月
横浜市立大学形成外科学主任教授　前川二郎

著者略歴 ────────────────────

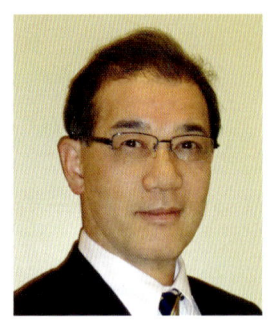

前川　二郎
（まえがわ　じろう）
1982年　滋賀医科大学卒業
1984年　横浜市立大学病院形成外科入局
1992年　同，講師
1996年　オーストラリア，アデレード，
　　　　Women's & Children's Hospital,
　　　　Australian Craniofacial Unit留学
2001年　横浜市立大学医学部附属病院形
　　　　成外科，部長
2002年　同，助教授
2011年　同，主任教授

グラフィック リンパ浮腫診断
　　—医療・看護の現場で役立つケーススタディ—

2019 年 4 月 1 日　第 1 版第 1 刷発行（検印省略）

著　者　前　川　二　郎
発行者　末　定　広　光
発行所　株式会社 全日本病院出版会
　　　　東京都文京区本郷 3 丁目 16 番 4 号 7 階
　　　　郵便番号 113-0033　電話 （03）5689-5989
　　　　　　　　　　　　　　 FAX （03）5689-8030
　　　　郵便振替口座　00160-9-58753
　　　　印刷・製本　三報社印刷株式会社